中国脑胶质瘤临床管理指南 2022

国家神经系统疾病临床医学研究中心
国家神经系统疾病医疗质量控制中心　组织编写

人民卫生出版社
·北京·

图书在版编目（CIP）数据

中国脑胶质瘤临床管理指南 . 2022 / 国家神经系统疾病临床医学研究中心，国家神经系统疾病医疗质量控制中心组织编写 . —北京：人民卫生出版社，2023.2

ISBN 978-7-117-34447-0

Ⅰ. ①中… Ⅱ. ①国…②国… Ⅲ. ①脑肿瘤 — 神经胶质瘤 — 诊疗 — 指南 Ⅳ. ①R739.41-62

中国国家版本馆 CIP 数据核字（2023）第 016392 号

| 人卫智网 | www.ipmph.com | 医学教育、学术、考试、健康，购书智慧智能综合服务平台 |
| 人卫官网 | www.pmph.com | 人卫官方资讯发布平台 |

中国脑胶质瘤临床管理指南 2022
Zhongguo Naojiaozhiliu Linchuang Guanli Zhinan 2022

组织编写：国家神经系统疾病临床医学研究中心
国家神经系统疾病医疗质量控制中心
出版发行：人民卫生出版社（中继线 010-59780011）
地　　址：北京市朝阳区潘家园南里 19 号
邮　　编：100021
E - mail：pmph @ pmph.com
购书热线：010-59787592　010-59787584　010-65264830
印　　刷：北京盛通印刷股份有限公司
经　　销：新华书店
开　　本：889×1194　1/32　印张：8.5　插页：1
字　　数：188 千字
版　　次：2023 年 2 月第 1 版
印　　次：2023 年 2 月第 1 次印刷
标准书号：ISBN 978-7-117-34447-0
定　　价：79.00 元

打击盗版举报电话：010-59787491　**E-mail：**WQ @ pmph.com
质量问题联系电话：010-59787234　**E-mail：**zhiliang @ pmph.com
数字融合服务电话：4001118166　**E-mail：**zengzhi @ pmph.com

编写委员会

主　　编　　江　涛　蒋传路　马文斌　王　磊　杨学军

副　主　编　（按姓氏笔画排序）

于如同　王伟民　尤永平　毛　庆　刘云会

刘志雄　李　刚　李文斌　邱晓光　余新光

屈　延　秦智勇　康春生　康德智　魏新亭

编写组组长　　王　磊　张　伟

编写组成员　（按姓氏笔画排序）

于圣平　王　政　王　翔　王　裕　王引言

王永恒　王志亮　王洪军　方晟宇　师　炜

刘　帅　刘　幸　刘彦伟　李守巍　李连旺

李冠璋　杨　沛　吴陈兴　张　忠　张传宝

张嘉政　陈宝师　单　侠　保肇实　柴睿超

钱增辉　游　赣　樊　星　颜　伟　潘长青

学术委员会

主任委员　毛　颖　杨学军　毛　庆　尤永平

委　　员　(按姓氏笔画排序)

于书卿	万经海	马　越	马晓东	马常英
王　忠	王　峰	王　健	王　裕	王　樑
王　磊	王云波	王加充	王向宇	王江飞
王茂德	王知非	王晓光	牛朝诗	方　川
计　颖	孔　琳	邓贺民	石长斌	田新华
仝海波	冯世宇	冯思哲	出良钊	吉宏明
朴月善	朴浩哲	吕中强	吕胜青	朱　丹
朱国华	乔　俏	任晋进	任鸿翔	刘宜敏
刘艳辉	刘跃亭	闫晓玲	江晓春	许在华
孙　健	孙建军	孙崇然	牟永告	花　玮
李　飞	李　良	李　杰	李　岩	李　威
李　钢	李　智	李　聪	李小勇	李少武
李文良	李守巍	李志强	李环廷	李国庆
李学军	李荣清	李桂林	李维平	杨　光
杨　军	杨　杰	杨　铭	杨　堃	杨群英
连　欣	步星耀	吴　昊	吴　南	吴　喜
吴　慧	吴　震	吴少雄	吴永刚	吴安华
吴陈兴	吴劲松	吴赞艺	邱永明	况建国
辛　涛	汪　洋	汪　寅	宋　涛	宋飞雪
张　伟	张　志	张　波	张　弩	张　恺
张　锐	张　强	张方成	张世忠	张志文

张学新　张俊平　张剑宁　张晓东　陆云涛
陆雪官　陈　凌　陈礼刚　陈伟明　陈来照
陈若琨　陈英准　陈保东　陈益民　陈菊祥
陈谦学　陈媛媛　邵耐远　范月超　林志雄
杭春华　罗　林　季　楠　周大彪　周文科
周庆九　庞　琦　屈　延　孟凡国　赵　刚
赵宁辉　赵兴利　赵贤军　赵海康　郝春成
胡　飞　胡　漫　胡广原　胡国汉　胡韶山
段德义　施　炜　姜　炜　姜中利　姜晓兵
祝新根　费　舟　姚　瑜　秦　俭　莫立根
夏之柏　夏鹤春　高宇飞　郭洪波　郭海涛
诸葛启钏　陶荣杰　黄　玮　黄广龙　黄立敏
黄再捷　黄晓东　黄煜伦　曹培成　盛晓芳
章龙珍　梁　鹏　彭小忠　葛　明　葛鹏飞
董　军　韩振民　程化坤　焦宇辰　焦保华
温福刚　谢明祥　疏　云　蓝胜勇　楼　林
楼美清　詹仁雅　窦长武　蔡　润　蔡林波
樊小龙　潘　灏　薛晓英　霍　钢　霍　真
戴宜武　戴黎萌　鞠　延　魏启春

中国脑胶质瘤年患病率为(5~8)/10万,5年病死率在全身肿瘤中仅次于胰腺癌和肺癌,是青壮年男性中肿瘤第一位死因。脑胶质瘤恶性程度高,手术致残、致死率高,如何提高患者生活质量并延长生存期是亟待解决的临床难题。

目前脑胶质瘤的临床全程管理,正在从单纯生物学领域的多学科诊疗模式,逐步跨越到包含生物、心理、社会多领域的整合医学模式(multi-discipline team to holistic integrative medicine,MDT to HIM),在我国医学史上具有里程碑式的意义。整合医学模式是将医学各领域最先进、最有效的方法,根据生物医学、心理、社会、现代医学模式和生命整体观加以有效整合,形成一种新的医学体系,为不同患者提供个体化的整合诊治方案。

"肿瘤防治,赢在整合,整合所至,指南先行"。为提升我国常见肿瘤的诊治水平,推动肿瘤医学领域指南标准体系建设,制定符合中国人群特征、体现整合医学理念的肿瘤诊疗指南,中国抗癌协会组织我国脑胶质瘤领域权威专家,集体编写完成了我国首部《中国肿瘤整合诊治指南·脑胶质瘤》。该指南以脑胶质瘤"防—筛—诊—治—康"为要点,秉承"MDT to HIM"理念,即组建多学科整合诊治团队,制定个体化整合诊治方案,并最终实现最优化的整合诊治效果,真正做到全人、全身、全程的整合!

　　脑胶质瘤的治疗技术在不断发展,脑胶质瘤诊疗指南也需与时俱进,《中国脑胶质瘤临床管理指南2022》与《中国脑胶质瘤整合诊治指南(CACA)》相辅相成,是 CACA 指南具体实施的帮手,可为诊疗规范更好地"落地"临床、服务患者奠定良好基础,未来仍应进行深入的临床研究与科学探索,使我国更多的脑胶质瘤患者获益。

中国工程院院士

美国国家医学科学院外籍院士

法国国家医学科学院外籍院士

中国抗癌协会理事长

国家药物临床试验机构主任

2022 年 12 月

脑胶质瘤严重威胁人类健康,其主要特点是病死率和致残率高,同时治疗疾病所带来的社会、经济和身心负担极其严重。由于国内地区间脑胶质瘤诊疗水平存在一定差异,造成诊断治疗不适当、不规范或治疗过度,增加了病死率和致残率,加重了医疗负担,这一特点在神经系统肿瘤领域尤其突出。因此,制定适用于国人的脑胶质瘤临床实践指南,加强脑胶质瘤诊断治疗所需要的关键性技术和方法的开发、规范、推广和应用十分必要和紧迫,其不但可以全面提高脑胶质瘤的诊治水平,降低病死率和致残率,同时可以大大减少该领域的医疗费用支出,减轻人民群众和国家的负担。

随着现代科学技术的飞速发展以及国家近二十年来在医学科研方面的投入,脑胶质瘤领域的基础与临床应用研究取得了令人瞩目的成果,部分成果已经达到了国际先进水平。然而,目前国内脑胶质瘤的治疗还主要参考欧美国家的诊治指南,且脑胶质瘤的临床研究水平与欧美国家存在一定差距。国内重要的科研成果亟需通过转化医学的研究,尽早成为临床诊断和治疗的现代方法和创新技术,最终形成适用于中国人群的原创性临床指南,让更多患者获益,相信这也是作者制定本指南的初衷。

本书是针对脑胶质瘤临床管理与医疗质控的指南性专著，相信本指南对从事脑胶质瘤诊疗、护理、康复的相关专业人员均大有裨益。本书由国内脑胶质瘤领域的专家团队共同撰写，并经德高望重的资深专家审定，章节编排合理，形式新颖多样，内容翔实，是我国从事脑胶质瘤临床和基础研究人员的一部非常重要的参考书。

赵继宗

中国科学院院士

香港外科医学院荣誉院士

世界神经外科联盟（WFNS）执行委员

国家神经系统疾病临床医学研究中心主任

国家神经疾病医学中心主任

首都医科大学神经外科学院院长

2022 年 12 月

脑胶质瘤是成人最常见的颅内原发恶性肿瘤,具有高致病率、高致残率、高复发率的"三高"特征,给我国社会和经济发展带来巨大负担,成为我国重点防治的常见肿瘤之一。我国现有脑肿瘤患者数目庞大,临床资源丰富,相关研究在近二十年来发展迅速。

临床实践指南(clinical practice guideline,CPG)是指系统分析后形成的诊疗规范,旨在帮助临床医师对疾病作出准确的诊断,并选择合适的治疗方式。临床实践指南的制定和推广是实现医疗服务标准化、系统化、优质化和质量管理的重要途径。国家卫生健康委员会发布了我国首部《脑胶质瘤诊疗规范(2018年版)》,对进一步提高我国脑胶质瘤临床诊疗的规范化水平具有里程碑式的意义。

为更好地贯彻国家医药卫生体制改革的有关精神,帮助全国各级医疗机构合理开展脑胶质瘤患者的临床管理,深入推进脑胶质瘤的规范化诊疗,国家神经系统疾病临床医学研究中心与国家神经系统疾病医疗质量控制中心组织国内脑胶质瘤领域的知名专家编写审定《中国脑胶质瘤临床管理指南2022》。本书是一部包括脑胶质瘤临床管理、标准诊疗流程、规范临床路径及循证医学证据推荐等内容的全方位临床实践指南,通过对脑胶质瘤临床综合管理的阐述,帮助医疗服务提供者作出更好的临床决策,并为卫生事业管理部门决策提供依据。

本指南具有以下鲜明的特点:一是开创性,本指南定义为临床管理指南,主要针对脑胶质瘤不同类型、不同阶段、不同分层的患者进行综合管理的阐述,采用诊疗流程图和推荐意见汇总相结合的模式;二是实用性,本指南涉及脑胶质瘤全方位内容,可以供从事脑胶质瘤诊疗、护理、康复的相关专业人员、社会工作者及照护者使用,更贴近临床实践,实用性强;三是时效性,本指南的制定过程中系统分析了最新相关文献,借鉴国外人群的最新研究进展及临床研究数据,兼顾我国脑胶质瘤诊疗的实际情况和临床经验,系统性汇总了各种诊疗干预措施的推荐证据级别。

希望本部指南对中国脑胶质瘤的诊疗规范、临床路径及医疗质量管理发挥积极的推动作用,促使中国脑胶质瘤诊疗服务达到国际化、标准化水平,不断推进中国脑胶质瘤临床研究,造福更多中国患者。

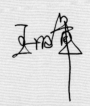

首都医科大学附属北京天坛医院院长
国家神经系统疾病医疗质量控制中心主任
国家神经系统疾病临床医学研究中心副主任
国家神经疾病医学中心副主任
2022 年 12 月

前　言

　　脑胶质瘤作为成人最为常见的难治性恶性脑肿瘤，一直以来都是肿瘤治疗领域的难点，也是神经外科医师面临的极大挑战。经过近二十年的发展，国内外脑胶质瘤相关基础和临床研究不断进步，新技术、新药物、新疗法不断涌现，尤其是临床指南的推广应用，使我国脑胶质瘤患者的生活质量和生存期持续改善，基本达到欧美发达国家水平。

　　医疗质量控制是国家医药卫生体制改革和各级医疗机构的工作重点，而临床指南的制定和实施是提高医疗质量的有效途径之一。我国从事神经肿瘤临床诊疗的专家从中国国情出发，结合国际前沿技术，制定了一系列针对国人脑胶质瘤患者的中英文临床指南和共识，供从事脑胶质瘤诊疗、护理、康复、照护等相关专业人员使用，并在国内外各级医疗机构中应用推广，对国内脑胶质瘤临床诊疗的标准化和规范化起到了重要的指导作用。然而，目前国内尚无以脑胶质瘤患者医疗质控为核心内容的临床管理指南类书籍。

　　本指南受国家神经系统疾病临床医学研究中心与国家神经系统疾病医疗质量控制中心委托，以国家卫生健康委员会颁布的《脑胶质瘤诊疗规范(2018年版)》与《脑胶质瘤诊疗指南(2022年版)》为框架，以国内外脑胶质瘤领域各类指南与共识为依据，围绕各级各类脑胶质瘤单病种综合管理横向展开，并以临床管理、流程图、临床路径、循证医学证据与临床新药试验等核心环节纵向延伸，旨在帮助医疗服务提供者作出更好的临床决策，并为卫生事业管理部门提供决策依据。指南制定过程中，特设立指南学术委员会与编写委员会，邀请中国医师协会脑胶质瘤专业委员会与中国抗癌协会脑胶质瘤专业委员会资深专家、青年骨干学者共同参与编写，体现了集体智慧的结晶。笔者相信，本临床指南的出版和发行，必将成为我国脑胶质瘤疾病医疗优化、系统化、标准化和全程质量管理的重要依据。因时间和条件限制，书中难免有不足之处，欢迎同行诸君批评指正。

中国工程院樊代明院士、中国科学院赵继宗院士和国家神经系统疾病医疗质量控制中心主任王拥军教授，非常关心本指南的出版和再版，百忙之中通读本书并亲自作序，再次表示衷心感谢！

江涛

北京市神经外科研究所所长

首都医科大学附属北京天坛医院神经外科学中心主任

国家神经系统疾病临床医学研究中心副主任

国家神经疾病医学中心副主任

中国脑胶质瘤协作组首任组长

中国医师协会脑胶质瘤专业委员会首任主任委员

中国抗癌协会脑胶质瘤专业委员会首任主任委员

中国脑胶质瘤基因组图谱计划负责人

亚洲脑胶质瘤基因组图谱计划负责人

2022 年 12 月

目 录

第一章

概　述

　　脑胶质瘤是成人最常见的颅内原发恶性肿瘤,我国脑胶质瘤患病率为(5~8)/10万,5年病死率在全身肿瘤中次于胰腺癌和肺癌。同时,脑胶质瘤具有高致残率、高复发率的特征,严重影响患者生活质量,会对患者个人、家庭乃至社会造成沉重的经济和心理负担。为进一步提高我国脑胶质瘤诊疗能力和规范化水平,降低脑胶质瘤致残率和复发率,改善患者生存期和生活质量,国家神经系统疾病医疗质量控制中心、中国医师协会脑胶质瘤专业委员会、中国抗癌协会脑胶质瘤专业委员会、中国脑胶质瘤协作组(Chinese Glioma Cooperative Group,CGCG)联合,组织国内相关专家,制定了本部包括脑胶质瘤临床管理、标准诊疗流程、规范临床路径及循证医学证据推荐等内容的全方位临床实践指南。

一、指南目的与用途

　　本指南主要涵盖星形胶质细胞、少突胶质细胞和室管膜细胞来源的成人幕上高、低级别脑胶质瘤的临床管理,以供从事脑胶质瘤诊疗、护理、康复的相关专业人员、社会工作者及看护者使用,也为政府部门相关管理机构、卫生事业管理人员、医药企业、卫生保健需求方和其他相关者提供指导意见。

通过对脑胶质瘤疾病临床综合管理的阐述,本指南旨在帮助医疗服务提供者作出更好的临床决策,并为卫生事业管理部门的决策提供依据。本指南在宏观层面以患者为中心,有助于减轻患者负担,预防不恰当的医疗行为,并可为患者提供最佳的疾病管理指导。最终目标是通过指南来实施具有成本效益的医疗干预措施和卫生保健策略,以优化医疗资源利用并改善患者健康结局。同时需要强调,对个体患者治疗方案的选择,必须由医疗专业人员根据患者具体情况来决定。

二、指南制定方法学

为保证指南内容的科学性、规范性,本指南制定全过程均依照 2016 年《中华医学杂志》发布的《制订 / 修订〈临床诊疗指南〉的基本方法及程序》规定的原则进行。以国家卫生健康委员会《脑胶质瘤诊疗指南(2022 年版)》为框架,以《中国中枢神经系统胶质瘤诊断与治疗指南(2015)》为依据,制定以循证医学证据为基础的临床实践指南。

(一) 指南制定的组织框架

1. 学术委员会 学术委员会成员主要由中国医师协会 / 中国抗癌协会脑胶质瘤专业委员会现任全体委员组成。学术委员会负责审核指南编写委员会组成、框架设定、指南基本原则、内容撰写和最终审稿。由国家神经系统疾病医疗质量控制中心负责指南发布。

2. 编写委员会 编写委员会按照指南各个部分分工,分设 12 个编写组,邀请国内从事脑胶质瘤临床诊疗的青年学术骨干担任各编写组组长。

(二) 文献检索及筛选

基于学术委员会确定的指南范围,根据各章疾病人群、干预措施、对照及相关结局的信息,确定各章的

检索词和检索式。本指南检索数据库包括 MEDLINE/
PubMed、Cochrane 图书馆、中国知网、万方数据库、中
国科技期刊数据库等。撰写过程中,除借鉴国外人群
的相关研究证据外,还兼顾了以中国人群为研究对象
的文献结论,并结合我国脑胶质瘤诊疗的实际情况和
临床经验,以体现中国指南的特点。各编写组首先分
别完成文献检索和筛选,向学术委员会提交文献检索
报告,进一步根据循证级别列出脑胶质瘤诊疗过程中
各种干预措施的证据级别。

（三）证据级别和推荐等级

本指南采用牛津循证医学中心（Oxford Centre for
Evidence-based Medicine,OCEBM）2009 版证据级别和
推荐等级（表 1-1）。OCEBM 证据水平可以用来快速找
到可能的最佳证据,并鼓励临床医师和患者自主评估
证据。需要注意的是,除了权衡证据质量和利弊以外,
患者价值观、干预的成本和可及的资源都是影响推荐
强度的重要因素。针对在临床上广泛运用的病例报道
和未经系统研究验证的专家观点,可选用专家共识的
方法形成推荐意见。

（四）指南的偏倚、利益冲突及声明

本指南编写过程中,充分考虑可能影响指南指导、
编写、修改的社会团体的利益,或者与作者、学术委员
会成员相关的个人利益,包括且不限于经济利益、学术
研究利益、个人声誉等。为了尽量避免可能的利益冲
突,指南制定过程中的相关支出全部由国家神经系统
疾病临床医学研究中心承担。为尽可能防止偏倚,各
编写组均采用通过文献检索先获得证据,再总结推荐
意见的形式。编写委员会对有疑问、不同观点、不确定
的临床问题,采取集中分析文献证据级别的方式,共同
确定推荐意见。

表 1-1　牛津循证医学中心 2009 版证据级别和推荐等级

推荐等级	证据级别	治疗、预防、病因证据
A	1a	随机对照试验的系统评价
	1b	单项随机对照试验(95%CI 较窄)
	1c	满足下列要求: (1)用传统方法治疗,全部患者残疾或治疗失败;而用新疗法治疗后,有部分患者存活或治愈 或 (2)应用传统方法治疗,许多患者死亡或治疗失败;而用新疗法无死亡或无治疗失败
B	2a	队列研究的系统评价
	2b	单项队列研究(包括质量较差的随机对照试验,如随访率<80%)
	2c	结局研究
	3a	病例对照研究的系统评价
	3b	单项病例对照研究
C	4	病例系列分析及质量较差的病例对照研究
D	5	未经临床流行病学分析评价的专家意见

三、指南特点、局限性及更新

(一) 指南特点

1. 本指南定义为"临床管理指南",不仅是针对不同脑胶质瘤疾病类型的某一技术或方法的推荐,而且在文献检索分析的基础上,对脑胶质瘤疾病不同阶段、不同分层的患者进行了综合管理相关的阐述,采用了诊疗流程图和推荐意见相结合的模式,更贴近临床实践,更符合临床路径管理,实用性强。

2. 本指南针对脑胶质瘤疾病具有复杂性、单一治疗无法解决的特点,采用多学科协作(multi-disciplinary team,MDT)模式,全面整合神经肿瘤相关多学科优势,以患者为中心,提供一站式网状医疗服务。

3. 本指南以中国人群为主要研究对象,充分参考欧美国家指南,并同时引用具有一定参考价值的国内文献,纳入中国指南的推荐意见,有效补充了中国人群相关的证据链。

4. 在指南编写过程中,启用和培养了较多优秀青年骨干,他们积极地投入,促使指南编写工作按照标准流程顺利推进,业务能力也得到了提升,为后续指南的更新和修订奠定了坚实基础。

(二) 指南局限性

1. 本指南虽然采用了循证和系统评价的方法,并通过编写组讨论修改、集中审稿、学术委员会评审修改、召开定稿会等严格程序,但因为工作量大、涉及面广、参加编写人员多,难免出现疏漏和差错,并可能存在观点的局限性和争议。

2. 虽然严格按照标准,对诊断流程、治疗策略和预后指导等方面的相关文献进行了筛选,排除了绝大部分不符合指南要求的研究文献,但因检索文献较多,有可能纳入一些单中心、样本量小、回顾性或非随机的研究,使指南的部分推荐意见产生一定的偏倚。

3. 指南制定的全过程中杜绝了任何形式的商业赞助,且制定过程和内容对外采取保密措施。但在既往国内脑肿瘤领域的学术推广过程中,医药企业起到了重要的推动和协助作用,这在一定程度上使指南不能完全避免可能存在的偏倚。

(三) 指南更新

为保持脑胶质瘤领域的最佳干预措施与最新临床证据相一致,指南制定需要不断学习和探究,并根据学科的发展情况及时更新修订。同时由于上述局限性,欢迎广大读者在应用过程中,将建议以不同形式反馈给国家神经系统疾病医疗质量控制中心,便于指南在修订中不断改进。中心将根据最新循证医学证据和反馈意见,进行定期评估,不定期更新指南,以确保指南的时效性和先进性。

推荐阅读

[1] 国家卫生健康委员会医政医管局,中国抗癌协会脑胶质瘤专业委员会,中国医师协会脑胶质瘤专业委员会.脑胶质瘤诊疗指南(2022年版).中华神经外科杂志,2022,38(8):757-777.

[2] 国家卫生健康委员会医政医管局.脑胶质瘤诊疗规范(2018年版).中华神经外科杂志,2019,35(3):217-239.

[3] 蒋朱明,詹思延,贾晓巍,等.制订/修订《临床诊疗指南》的基本方法及程序.中华医学杂志,2016,96(4):250-253.

[4] 《中国中枢神经系统胶质瘤诊断和治疗指南》编写组.中国中枢神经系统胶质瘤诊断与治疗指南(2015).中华医学杂志,2016,96(7):485-509.

[5] JIANG T, MAO Y, MA W, et al. CGCG clinical practice guidelines for the management of adult diffuse gliomas. Cancer Lett, 2016, 375 (2): 263-273.

[6] JIANG T, NAM D H, RAM Z, et al. Clinical practice guidelines for the management of adult diffuse gliomas. Cancer Lett, 2021, 499 (29): 60-72.

[7] LIANG S L, FAN X, ZHAO M, et al. Clinical practice guidelines for the diagnosis and treatment of adult diffuse glioma-related epilepsy. Cancer Med, 2019, 8 (10): 4527-4535.

[8] LOUIS D N, PERRY A, REIFENBERGER G, et al. The

2016 World Health Organization classification of tumors of the central nervous system: a summary. Acta Neuropathol, 2016, 131 (6): 803-820.

［9］ LOUIS D N, PERRY A, WESSELING P, et al. The 2021 WHO Classification of Tumors of the Central Nervous System: a summary. Neuro Oncol, 2021, 23 (8): 1231-1251.

［10］ MOHILE N A, HANS M, GATSON N, et al. Therapy for diffuse astrocytic and oligodendroglial tumors in adults: ASCO-SNO guideline. J Clin Oncol, 2022, 40 (4): 403-426.

［11］ National Comprehensive Cancer Network. NCCN clinical practice guidelines: central nervous system cancers, Version 1. 2022.

［12］ OSTROM Q T, PRICE M, RYAN K, et al. CBTRUS statistical report: Pediatric Brain Tumor Foundation childhood and adolescent primary brain and other central nervous system tumors diagnosed in the United States in 2014-2018. Neuro Oncol, 2022, 24 (Suppl 3): iii1-iii38.

［13］ Oxford Centre for Evidence-Based Medicine (OCEBM). Oxford Centre for Evidence-based Medicine-Levels of Evidence (March 2009).(2009-03-01)[2022-01-01]. https:// www. cebm. ox. ac. uk/resources/levels-of-evidence/oxford-centre-for-evidence-based-medicine-levels-of-evidence-march-2009.

［14］ WELLER M, VAN DEN BENT M, PREUSSER M, et al. EANO guidelines on the diagnosis and treatment of diffuse gliomas of adulthood. Nature reviews. Clin Oncol, 2020, 18 (3): 170-186.

［15］ WEN P Y, WELLER M, LEE E Q, et al. Glioblastoma in adults: a Society for Neuro-Oncology (SNO) and European Society of Neuro-Oncology (EANO) consensus review on current management and future directions. Neuro Oncol, 2020, 22 (8): 1073-1113.

［16］ ZHAO Z, ZHANG K N, WANG Q, et al. Chinese Glioma

Genome Atlas (C et al. GGA): A Comprehensive Resource with Functional Genomic Data from Chinese Glioma Patients. Genomics Proteomics Bioinformatics, 2021, 19 (1): 1-12.

第二章

脑胶质瘤的整合病理诊断

一、概述

随着病理学和病理检测技术的进步,尤其是二代测序技术(next generation sequencing,NGS)、全基因组DNA甲基化等组学技术的发展,脑胶质瘤的遗传背景和发生发展机制逐渐清晰。越来越多的分子标记物被证实在脑胶质瘤分类、分型、分级、治疗等方面发挥着重要作用,不仅能判定肿瘤的良恶性质,还能指导临床医师进行预后评估和药物选择,为患者治疗提供重要依据。

在经过中枢神经系统(central nervous system,CNS)肿瘤分类分子信息及实践方法联盟(非 WHO 官方组织)(the Consortium to Inform Molecular and Practical Approaches to CNS Tumor Taxonomy-Not Official WHO,cIMPACT-NOW,以下简称"cIMPACT")7 次补充之后,第 5 版世界卫生组织(WHO)中枢神经系统肿瘤分类(以下简称"第 5 版 WHO 分类")于 2021 年发布。该版分类在经典组织学形态的基础上引入了分子病理指标,强调了分子检测的重要性,提出了整合诊断的理念,进一步完善了中枢神经系统肿瘤的分类体系,旨在提高病理诊断的客观性和可重复性,完善个体化管理流程,促进临床试验、基础实验和流行病学研究的开展,并为优化资源配置、制定政策提供支持。本章将介绍脑胶质瘤的最新分类体系和诊断标准,希望能够为临床准确理解和认识疾病、管理肿瘤患者提供帮助。

(一)脑胶质瘤病理分类

中枢神经系统的肿瘤分类长期以来一直以组织病理和组织学相关辅助检测(如免疫组织化学、超微结构)结果为基础。随着测序技术和生物信息方法的完善,关于这些肿瘤发生的遗传学基础逐步被阐明。第5版 WHO 分类推动了整合诊断和分层诊断,新定义了多种肿瘤类型(type)和相关亚型(subtype),也对脑胶质瘤进行了重新归类(表 2-1)。目前,根据分子特征、组织学特征和组织遗传学的相似性将脑胶质瘤分为"成人型弥漫性胶质瘤""儿童型弥漫性低级别胶质瘤""儿童型弥漫性高级别胶质瘤""局限性星形细胞胶质瘤"和"室管膜肿瘤"(表 2-1)。需要注意的是,第5版 WHO 分类是中枢神经系统肿瘤分类的一个阶段,它试图以尽可能谨慎且渐进的方式在分类中引入新的知识,包括新确认的肿瘤实体、逐步淘汰表面上过时的肿瘤类型,以及调整肿瘤分类结构,希望这些变化及其解释能为世界各地的病理学学者和神经肿瘤学学者临床实践提供指导,并使中枢神经系统肿瘤患者获益。

(二)中枢神经系统肿瘤分级

分级是反映肿瘤生物学行为和临床预后的重要手段之一。过去的几十年里,大部分中枢神经系统肿瘤按照统一的组织学分级标准分为 I、II、III、IV 级。第5版 WHO 分类在分级方面作出了重要改变,具体表现在以下几个方面:

表 2-1　2021 年 WHO 中枢神经系统（CNS）肿瘤分类标准
（胶质瘤相关分类及分级）

胶质瘤分类	CNS WHO 级别
成人型弥漫性胶质瘤	
星形细胞瘤，IDH 突变型	2~4 级
少突胶质细胞瘤，IDH 突变和 1p/19q 联合缺失型	2~3 级
胶质母细胞瘤，IDH 野生型	4 级
儿童型弥漫性低级别胶质瘤	
弥漫性星形细胞瘤，MYB 或 MYBL1 变异型	1 级
血管中心型胶质瘤	1 级
青年人多形性低级别神经上皮肿瘤	1 级
弥漫性低级别胶质瘤，MAPK 通路变异型	未定级
儿童型弥漫性高级别胶质瘤	
弥漫性中线胶质瘤，H3 K27 变异型	4 级
弥漫性半球胶质瘤，H3 G34 突变型	4 级
弥漫性儿童型高级别胶质瘤，H3 野生和 IDH 野生型	4 级
婴儿型半球胶质瘤	未定级
局限性星形细胞胶质瘤	
毛细胞型星形细胞瘤	1 级
具有毛样特征的高级别星形细胞瘤	建议 3 级
多形性黄色星形细胞瘤	2~3 级
室管膜下巨细胞星形细胞瘤	1 级
脊索样胶质瘤	2 级
星形母细胞瘤，MN1 变异型	未定级

胶质瘤分类	CNS WHO 级别
室管膜肿瘤	
幕上室管膜瘤	2~3 级
幕上室管膜瘤,ZFTA 融合阳性型	2~3 级
幕上室管膜瘤,YAP1 融合阳性型	2~3 级
后颅窝室管膜瘤	2~3 级
后颅窝室管膜瘤,PFA 组	2~3 级
后颅窝室管膜瘤,PFB 组	2~3 级
脊髓室管膜瘤	2~3 级
脊髓室管膜瘤,MYCN 扩增型	2~3 级
黏液乳头型室管膜瘤	2 级
室管膜下瘤	1 级

1. 使用阿拉伯数字代替罗马数字　第 5 版 WHO 分类强调了肿瘤分类和分级更为统一的方法,并支持使用阿拉伯数字代替罗马数字进行分级,以减少未发现的排版错误对临床诊疗的影响。

2. 肿瘤按类型分级　以往的分级体系适用于中枢神经系统不同的肿瘤实体。这种分级体系理想化地将级别与临床生物学行为相关联。例如,WHO Ⅰ级肿瘤通过手术切除是可以治愈的,而 WHO Ⅳ级肿瘤恶性程度很高,在缺乏有效治疗的情况下,患者会在相对较短的时间内死亡。第 5 版 WHO 分类推荐肿瘤按类型分级,如"星形细胞瘤,IDH 突变型,CNS WHO 2~4 级""少突胶质细胞瘤,IDH 突变和 1p/19q 联合缺失型,CNS WHO 2~3 级"。这种分级体系更能体现肿瘤生物学上的相似性,并且更贴近肿瘤的临床特点,在使用时可提供更大的灵活性,也更符合其他系统肿瘤类型的 WHO 分级方式。

3. 临床和病理相结合　中枢神经系统肿瘤分级几十年来一直与临床生物学行为相关,比如"弥漫性星形细胞瘤,IDH 突变型"最低级别为 Ⅱ 级,"脑膜瘤"分为 Ⅰ~Ⅲ 级。第 5 版 WHO 分类总体保留了之前版本肿瘤的分级标准,比如现在的分级体系中既没有 CNS WHO 1 级的"星形细胞瘤,IDH 突变型",也没有 CNS WHO 4 级的"脑膜瘤"。此外,因为肿瘤是根据其自然病程进行分级,即使某些恶性肿瘤(如髓母细胞瘤、生殖细胞瘤)经过有效治疗具有良好预后,它们在第 5 版 WHO 分类中也被定为 CNS WHO 4 级,包括某些预后良好的分子类型,如"髓母细胞瘤,WNT 激活型"。

4. 组织和分子相结合　传统上,中枢神经系统肿瘤分级仅基于组织学特征,但现在某些分子标记物可以提供可靠的预后信息。因此,分子病理现在已被用作进行肿瘤分级和预后评估有效的生物标记物。比如,第 5 版 WHO 分类中"星形细胞瘤,IDH 突变型"中的 CDKN2A/B 纯合性缺失,以及 IDH 野生型弥漫性星形细胞瘤中的 TERT 启动子突变、EGFR 扩增和 7 号染色体扩增伴 10 号染色体缺失(+7/−10)(即使在组织学上表现为低级别的肿瘤,生物学行为也相当于"胶质母细胞瘤,IDH 野生型",CNS WHO 4 级)。

(三)非特指和未分类

使用非特指(not otherwise specific,NOS)和未分类(not elsewhere classified,NEC)可以有效地标识缺乏必要的分子信息、或分子检测无法进行有效分类、或结果为阴性的不明确的肿瘤诊断。

1. NOS　适用于：①未行必要的诊断性分子遗传学检测；②必要的诊断性分子遗传学检测失败，未能获得可靠结果。提示临床医师对该患者无法建立组织形态学联合分子水平的整合诊断。

2. NEC　表示已成功进行了必要的诊断性检查，但鉴于临床、组织学、免疫组织化学和／或遗传特征不相匹配，无法作出符合目前 WHO 分类的整合诊断。NEC 诊断是一种"描述性诊断"，需要详细描述该肿瘤的组织学特征、分子特征和临床信息，为将来进一步明确分类提供基础。

（四）整合和分层诊断

由于分子信息在脑胶质瘤分类中的重要性日益增加，如何在不打乱现有临床处理及临床与流行病学对应关系的前提下，将分子诊断指标引入现有的病理诊断模式，是中枢神经系统肿瘤分类亟待解决的问题。第 5 版 WHO 分类强调分层诊断报告，即整合诊断为第一层，组织病理学分类为第二层，CNS WHO 分级为第三层，分子信息为第四层，这种整合诊断与分层报告的模式，为在组织学诊断的框架内充分理解分子特征在疾病分类学和临床诊断与治疗中的意义提供了良好范式。

二、成人型弥漫性胶质瘤

随着弥漫性胶质瘤临床特征和分子差异逐渐明晰，第 5 版 WHO 分类首次将弥漫性胶质瘤分为预后和生物学行为显著不同的"成人型"和"儿童型"两组。但需要注意的是，年龄并不是区分这两组肿瘤的必要因素，儿童型肿瘤有时可能发生在成人，特别是年轻人，而成人型肿瘤也可能（尽管罕见）发生于儿童。第 5 版 WHO 分类中将成人型弥漫性胶质瘤重新划分为 3 个类型,即"星形细胞瘤,IDH 突变型""少突胶质细胞瘤,IDH 突变和 1p/19q 联合缺失型""胶质母细胞瘤(glioblastoma,GBM),IDH 野生型"。

(一)弥漫性星形细胞瘤,IDH 突变型

根据组织学形态和分子特征分为 3 个级别,即 CNS WHO 2~4 级。

1. CNS WHO 2 级肿瘤 组织学形态分化良好,缺乏或仅有低度的有丝分裂活性,无微血管增生、坏死等间变特征,无 CDKN2A/B 纯合性缺失。

2. CNS WHO 3 级肿瘤 表现为局灶性或散在的间变性组织学形态,有明显的有丝分裂活性,缺乏微血管增生、坏死及 CDKN2A/B 纯合性缺失。

3. CNS WHO 4 级肿瘤 分化差,有明显的有丝分裂活性,且具有微血管增生、坏死或 CDKN2A/B 纯合性缺失(图 2-1、表 2-2)。

此类肿瘤伴有高频的 ATRX 和 / 或 TP53 突变,因此当弥漫性胶质瘤具有 IDH 突变,伴免疫组化 ATRX 核表达缺失时,可以在不进行染色体 1p/19q 检测的情况下诊断"星形细胞瘤,IDH 突变型"。

此外还需注意,肿瘤出现 CDK4 扩增、RB1 突变或纯合性缺失、PIK3CA 或 PIK3R1 突变、PDGFRA 扩增、MYCN 扩增、全基因组 DNA 低甲基化水平、基因组不稳定性和第 14 号染色体缺失等分子变异时,提示患者预后不良。

(二)弥漫性胶质细胞瘤

无论组织学形态是否表现为少突胶质细胞瘤,如果同时存在 IDH 突变和 1p/19q 联合缺失,即可定义为"少突胶质细胞瘤,IDH 突变和 1p/19q 联合缺失型"。根据其组织学形态和分子特征(CDKN2A/B 纯合性缺失),将此类肿瘤分为两个级别。

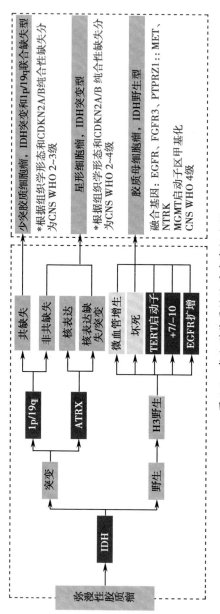

图 2-1 成人型弥漫性胶质瘤诊断流程

表 2-2 成人型弥漫性胶质瘤定义、亚型及诊断标准

肿瘤类型	肿瘤定义	肿瘤亚型	诊断标准
弥漫性星形细胞瘤，IDH 突变型	具有 IDH1 或 IDH2 突变的弥漫浸润性胶质瘤，伴 ATRX 基因和/或 TP53 基因突变，无 1p/19q 联合缺失	1. 弥漫性星形细胞瘤，IDH 突变型，2 级 2. 弥漫性星形细胞瘤，IDH 突变型，3 级 3. 弥漫性星形细胞瘤，IDH 突变型，4 级	必要条件： 1. 弥漫浸润性胶质瘤 2. IDH1 R132 或 IDH2 R172 错义突变 3. 免疫组化 ATRX 核表达缺失或 ATRX 基因突变，或无 1p/19q 整臂缺失 理想条件： 1. TP53 基因突变或免疫组化 p53>10% 强阳性 2. DNA 甲基化谱 3. 形态表现为星形细胞分化

续表

肿瘤类型	肿瘤定义	肿瘤亚型	诊断标准
少突胶质细胞瘤,IDH突变和1p/19q联合缺失型	具有IDH1或IDH2突变,且伴1p/19q联合缺失的弥漫浸润性胶质瘤	1. 少突胶质细胞瘤,IDH突变和1p/19q联合缺失型,2级 2. 少突胶质细胞瘤,IDH突变和1p/19q联合缺失型,3级	必要条件: 1. 弥漫浸润性胶质瘤 2. IDH1 R132或IDH2 R172错义突变 3. 染色体1p/19q整臂缺失 理想条件: 1. DNA甲基化谱 2. 免疫组化ATRX核表达 3. TERT启动子突变
胶质母细胞瘤,IDH野生型	IDH野生和组蛋白H3野生的弥漫性星形细胞胶质瘤,伴以下一项或多项:①微血管增生;②坏死;③TERT启动子突变;④EGFR基因扩增;⑤7号染色体扩增伴10号染色体缺失	1. 巨细胞胶质母细胞瘤 2. 胶质肉瘤 3. 上皮样胶质母细胞瘤	必要条件: 1. IDH野生和组蛋白H3野生的弥漫性星形细胞胶质瘤 伴一项或多项:①微血管增生;②坏死;③TERT启动子突变;④EGFR基因扩增;⑤7号染色体扩增伴10号染色体缺失 理想条件:DNA甲基化谱

1. CNS WHO 2 级肿瘤 呈弥漫性生长,常见钙化,镜下细胞呈特异的"煎蛋"样表现,伴枝丫状血管,预后良好,无 CDKN2A/B 纯合性缺失。

2. CNS WHO 3 级肿瘤 具有间变特征,核分裂象易见,可见血管增生、坏死或 CDKN2A/B 纯合性缺失(图 2-1、表 2-2)。

此类肿瘤常伴 CIC 突变、FUBP1 突变、NOTCH1 突变和 TERT 启动子突变。

(三) 胶质母细胞瘤,IDH 野生型

弥漫浸润性生长,IDH 野生,组蛋白 H3 野生,具有血管增生、坏死、TERT 启动子突变、EGFR 扩增或 7 号染色体扩增伴 10 号染色体缺失(+7/–10)其中一项或多项的肿瘤,属于 CNS WHO 4 级。该类肿瘤包含 3 个亚型:胶质肉瘤、巨细胞胶质母细胞瘤和上皮样胶质母细胞瘤;但其生长方式和形态更为复杂多样,包括小细胞、伴原始神经成分的胶质母细胞瘤、颗粒细胞、脂化细胞、化生(上皮样化生、鳞状细胞化生)、肥胖细胞等。胶质母细胞瘤,IDH 野生型肿瘤常见的信号通路改变包括 RTKs/RAS/NF1/PTEN/P13K 通路、p14ARF-MDM2-MDM4-p53 通路,以及 CDK4/6-CDKN2A/B-RB1 细胞周期通路;常见基因融合包括 EGFR 融合、FGFR 融合、MET 融合、NTRK1/2/3 融合、PDGFRA 融合等。

三、儿童型弥漫性低级别胶质瘤

儿童型弥漫性胶质瘤虽然在组织学形态上与成人型有相似之处,但其发病部位和分子病理学特征与成人型有很大不同,其诊断流程见图 2-2(文末折页)。儿童型弥漫性低级别胶质瘤主要发生于儿童,亦可见于成人,通常有癫痫病史。第 5 版 WHO 分类根据组织学形态和分子特征将其分为 4 个类型：①弥漫性星形细胞瘤，MYB 或 MYBL1 变异型；②血管中心型胶质瘤；③青年人多形性低级别神经上皮肿瘤；④弥漫性低级别胶质瘤，MAPK 通路变异型（表 2-3）。

前两类肿瘤以 MYB 或 MYBL1 变异为特征，变异形式包括基因拷贝数变异和基因融合（MYB 伴侣基因有 QKI、ESR1、MMP16、MAML2、PCDHGA1 等，MYBL1 伴侣基因有 RAD51B、MAML2、ZFHX4、TOX 等）。

后两类肿瘤以 MAPK 通路相关基因变异为特征，其中青年人多形性低级别神经上皮肿瘤的分子变异包括 BRAF V600E 突变、FGFR3 ::TACC3 融合、FGFR2 ::CTNNA3 融合、FGFR2 ::KIAA1598 融合等；弥漫性低级别胶质瘤，MAPK 通路变异型的常见分子变异包括 FGFR1 酪氨酸激酶结构域重复、FGFR1 突变、FGFR1 融合，以及 BRAF V600E 突变、BRAF 融合、BRAF 插入突变等。

四、儿童型弥漫性高级别胶质瘤

第 5 版 WHO 分类将儿童型弥漫性高级别胶质瘤分为 4 个类型：①弥漫性中线胶质瘤，H3 K27 变异型；②弥漫性半球胶质瘤，H3 G34 突变型；③弥漫性儿童型高级别胶质瘤，H3 野生和 IDH 野生型；④婴儿型半球胶质瘤（表 2-4）。

1. 弥漫性中线胶质瘤，H3 K27 变异型　肿瘤发生于中枢神经系统中线位置，呈弥漫性生长，具有胶质瘤病理学特征和免疫组化 H3 K27me3 核表达缺失等特点。根据分子变异、临床特点和 DNA 甲基化特征进一步将此类肿瘤分为 H3.3 K27 突变型、H3.1 或 H3.2 K27 突变型、H3 野生伴 EZHIP 过表达型、EGFR 突变型四个亚型。

表 2-3　儿童型弥漫性低级别胶质瘤定义、亚型及诊断标准

肿瘤类型	肿瘤定义	肿瘤亚型	诊断标准
弥漫性星形细胞瘤,MYB或MYBL1变异型	是一种弥漫性、浸润性、单一形态的星形细胞胶质瘤,具有MYB或MYBL1基因变异	1. 弥漫性星形细胞瘤,MYB变异型 2. 弥漫性星形细胞瘤,MYBL1变异型	必要条件: 1. 弥漫性星形细胞瘤,无间变性组织特征 2. IDH野生,H3野生 3. MYB或MYBL1结构变异或DNA甲基化谱符合弥漫性胶质瘤,MYB或MYBL1变异型 理想条件: 免疫组化MAP2和Olig2表达缺失

续表

肿瘤类型	肿瘤定义	肿瘤亚型	诊断标准
血管中心型胶质瘤	是一种主要由纤细的、温和的双极细胞聚集在血管周围形成的弥漫性胶质瘤,几乎所有肿瘤都有 MYB∷QKI 基因融合,剩余肿瘤也伴有其他形式 MYB 变异	无	必要条件: 1. 弥漫生长的胶质瘤,伴局灶血管中心型结构 2. 形态一致的梭形细胞,免疫组化或电镜显示呈星形细胞和室管膜分化 理想条件: 1. 无间变特征 2. MYB 变异 3. DNA 甲基化谱符合弥漫性胶质瘤,MYB 或 MYBL1 变异型

续表

肿瘤类型	肿瘤定义	肿瘤亚型	诊断标准
青年人多形性低级别神经上皮肿瘤	是一种惰性肿瘤，与青年人癫痫发作相关，呈弥漫性生长模式，伴少突胶质细胞瘤样成分、钙化，CD34阳性及MAPK通路相关变异	无	必要条件： 1. 弥漫生长（至少局灶） 2. 少突胶质细胞瘤样成分（至少局灶） 3. 核分裂象较少 4. 免疫组化CD34阳性（肿瘤细胞和相关大脑皮层神经元） 5. IDH野生 6. BRAF p.V600E、FGFR2、FGFR3或其他潜在相关的MAPK通路变异 理想条件： 1. 显著钙化 2. 无1p/19q缺失

续表

肿瘤类型	肿瘤定义	肿瘤亚型	诊断标准
弥漫性低级别胶质瘤,MAPK通路变异型	是一种具有弥漫性星形细胞形态的低级别胶质瘤,发生于儿童,经典的MAPK通路变异,伴MAPK通路变异,经典的变异包括:FGFR1 TKD突变、FGFR1 TKD内部串联重复、BRAF p.V600E突变,此类肿瘤IDH野生、H3野生,且无CDKN2A纯合性缺失	1. 弥漫性低级别胶质瘤,FGFR1 TKD重复型 2. 弥漫性低级别胶质瘤,FGFR1突变型 3. 弥漫性低级别胶质瘤,BRAF p.V600E突变型	必要条件: 1. 弥漫性胶质瘤,核分裂象罕见或缺如,无坏死和微血管增生 2. MAPK通路相关基因变异 3. IDH野生、组蛋白H3野生 4. 无CDKN2A纯合性缺失 理想条件: 1. 发生于儿童、青少年和年轻人 2. 缺乏组织学特征,或DNA甲基化谱提示BRAF或FGFR变异

注:MAPK. 丝裂原激活蛋白激酶;TKD. 酪氨酸激酶结构域。

表 2-4 儿童型弥漫性高级别胶质瘤定义、亚型及诊断标准

肿瘤类型	肿瘤定义	肿瘤亚型	诊断标准
弥漫性中线胶质瘤,H3 K27变异型	浸润性中线位置胶质瘤,伴 H3 K27me3 核表达缺失,伴 H3 K27突变,以及 EZHIP 过表达或 EGFR 突变	1. 弥漫性中线胶质瘤,H3.3 K27突变型 2. 弥漫性中线胶质瘤,H3.1 或 H3.2 K27突变型 3. 弥漫性中线胶质瘤,H3 野生伴 EZHIP 过表达型 4. 弥漫性中线胶质瘤,EGFR 突变型	必要条件: 1. 弥漫性胶质瘤 2. 免疫组化 H3 K27me3 表达缺失 3. 中线位置 4. ① H3 K27M/I 突变;② EGFR 突变或扩增;③ EZHIP 过表达;④ DNA 甲基化谱 理想条件: 通过分子检测区分 H3.1/3.2 与 H3.3 突变

续表

肿瘤类型	肿瘤定义	肿瘤亚型	诊断标准
弥漫性半球胶质瘤,H3 G34突变型	浸润性大脑半球胶质瘤,组蛋白 H3-3A 突变:c.103G>A p.G35R,c.103G>C p.G35R 或 c.104G>T p.G35V	无	必要条件: 1. 细胞丰富的浸润性胶质瘤,可见核分裂 2. H3 G34R/V 突变 3. 位于半球 4. (对于无法明确的病例) DNA 甲基化谱 理想条件: 1. 免疫组化 Olig2 阴性 2. 免疫组化 ATRX 核表达缺失 3. 免疫组化 p53 弥漫阳性

续表

肿瘤类型	肿瘤定义	肿瘤亚型	诊断标准
弥漫性儿童型高级别胶质瘤,H3野生和IDH野生型	具有恶性组织学特征的弥漫性胶质瘤,发生于儿童、青少年和年轻人,H3野生,IDH野生	1. 弥漫性儿童型高级别胶质瘤,RTK 2型 2. 弥漫性儿童型高级别胶质瘤,RTK 1型 3. 弥漫性儿童型高级别胶质瘤,MYCN型	必要条件: 1. 伴核分裂活性的浸润性胶质瘤,发生于儿童或年轻人 2. IDH野生 3. H3野生 4. DNA甲基化谱(RTK1,RTK2,MYCN)或关键分子变异(PDGFRA变异,EGFR变异,MYCN扩增) 理想条件: 微血管增生,栅栏样坏死,免疫组化H3 K27me3核表达

肿瘤类型	肿瘤定义	肿瘤亚型	诊断标准
婴儿型半球胶质瘤	儿童早期出现的位于大脑半球、细胞丰富的高级别星形细胞瘤，伴有受体酪氨酸激酶 (RTK) 融合，包括 NTRK (NTRK1/2/3)、ROS1、ALK 或 MET	婴儿型半球胶质瘤，NTRK 变异型婴儿型半球胶质瘤，ROS1 变异型婴儿型半球胶质瘤，ALK 变异型婴儿型半球胶质瘤，MET 变异型	必要条件：1. 细胞丰富的星形细胞瘤 2. 发生于儿童早期 3. 大脑半球 4. RTK 相关分子变异 (NTRK、ALK、ROS1、MET) 或特征性 DNA 甲基化谱

2. 弥漫性半球胶质瘤,H3 G34 突变型 主要发生于大脑半球,表现为组蛋白 H3.3 第 34 位甘氨酸(G)被精氨酸(A)或缬氨酸(V)取代的错义突变(H3.3 G34R/V),常伴 ATRX 基因突变、TP53 基因突变,Olig2 核表达缺失,及 MGMT 启动子甲基化。

3. 弥漫性儿童型高级别胶质瘤,H3 野生和 IDH 野生型 好发于儿童和青年,具备高级别肿瘤组织学特征,但分子病理学特征表现为 IDH 野生型、组蛋白 H3 野生型。根据 DNA 甲基化特征可以分为 RTK 1 型、RTK 2 型和 MYCN 型,其中,RTK 2 型伴高频率的 EGFR 扩增和 CDKN2A/B 纯合性缺失,中位生存期为 44 个月;MYCN 型伴高频率的 MYCN 扩增和 ID2 扩增,中位生存期仅为 14 个月;RTK 1 型伴高频率 PDGFRA 扩增,预后位于上述二者之间。

4. 婴儿型半球胶质瘤 主要发生于婴幼儿,位于大脑半球,分子遗传学特征为受体酪氨酸激酶(receptor tyrosine kinase,RTK)家族变异,主要包括 NTRK 家族基因(NTRK1/2/3)融合、ROS1 融合、MET 融合、ALK 融合(图 2-2)。

五、局限性星形细胞胶质瘤

局限性星形细胞胶质瘤生长方式较局限,影像学可见肿瘤界限较清晰,预后相对较好,但"局限性"并不代表低级别,不能代表肿瘤恶性程度,某些肿瘤存在侵袭,甚至播散可能。第 5 版 WHO 分类将毛细胞型星形细胞瘤、具有毛样特征的高级别星形细胞瘤、多形性黄色星形细胞瘤、室管膜下巨细胞星形细胞瘤、脊索样胶质瘤,以及星形母细胞瘤,MN1 变异型等 6 类胶质瘤归为局限性星形细胞胶质瘤(表 2-5、图 2-3)。

表 2-5　局限性星形细胞胶质瘤定义、亚型及诊断标准

肿瘤类型	肿瘤定义	肿瘤亚型	诊断标准
毛细胞型星形细胞瘤	星形细胞肿瘤，由不同比例的双极性毛细胞样细胞，紧密区域和疏松或粘液样区域，Rosenthal 纤维和嗜酸性颗粒小体构成，与 MAPK 通路变异有关（主要为 KIAA1549 ::BRAF 融合）	1. 毛黏液样型星形细胞瘤 2. 具有间变组织学特征的毛细胞型星形细胞瘤	毛细胞型星形细胞瘤： 必要条件： 经典毛细胞型星形细胞瘤形态，包括双相组织学特点，毛细胞样星形细胞特征，低增殖活性，可见 Rosenthal 纤维或嗜酸性颗粒小体 或低级别毛细胞样星形细胞肿瘤，仅有 MAPK 通路相关变异 毛黏液样型星形细胞瘤： 必要条件： 形态单一，疏松、黏液样肿瘤，具有毛细胞样细胞学特征和以血管为中心的生长方式，通常没有 Rosenthal 纤维或嗜酸性颗粒小体

续表

肿瘤类型	肿瘤定义	肿瘤亚型	诊断标准
具有毛样特征的高级别星形细胞瘤	具有特征性DNA甲基化谱的星形细胞瘤,具有高级别毛样和/或胶质母细胞瘤样组织学特征。常见MAPK通路相关基因变异,伴CDKN2A/B纯合性缺失,ATRX基因突变或ATRX核表达缺失	无	*必要条件:* 1. 星形细胞胶质瘤 2. DNA甲基化谱 *理想条件:* 1. MAPK通路变异 2. CDKN2A/B 纯合性缺失或突变,或 CDK4 扩增 3. ATRX 基因突变或免疫组化 ATRX 核表达缺失 4. 同变组织学特征

肿瘤类型	肿瘤亚型	肿瘤定义	诊断标准
多形性黄色星形细胞瘤	无	由大的多形细胞（通常为多核细胞）、梭形细胞和脂化细胞构成，可见嗜酸性颗粒小体和网状纤维包绕，常伴BRAF p.V600E 突变或其他 MAPK 通路基因变异）和CDKN2A/B 纯合性缺失	必要条件： 具有多形性肿瘤细胞的星形细胞瘤，包括多核巨细胞、梭形细胞、黄色瘤样（脂化）细胞和嗜酸性颗粒小体 理想条件： 1. 网状纤维沉积 2. BRAF 突变或其他 MAPK 通路变异，合并CDKN2A/B 纯合性缺失 3. DNA 甲基化谱

续表

肿瘤类型	肿瘤亚型	肿瘤定义	诊断标准
室管膜下巨细胞星形细胞瘤	无	发生于脑室周围的肿瘤，由节细胞样星形细胞构成，与结节性硬化密切相关	必要条件： 1. 特征性胶质细胞表型，包括多形角细胞、肥胖样细胞、梭形细胞和节细胞样细胞 2. 免疫组化胶质细胞标记物阳性（GFAP、S100） 3. 免疫组化神经元标记物不同程度阳性（β-tubulin Ⅲ、NF、Syn、NeuN） 理想条件： 1. 免疫组化 TTF-1 核表达阳性 2. 免疫组化 Tuberin 和 Hamartin 表达缺失或减弱 3. 免疫组化磷酸化 S6 阳性 4. DNA 甲基化谱 5. 结节性硬化病史 6. TSC1 或 TSC2 突变

续表

肿瘤类型	肿瘤定义	肿瘤亚型	诊断标准
脊索样胶质瘤	局限性胶质瘤，好发于第三脑室前部，组织学上可见簇状和条索状的上皮样 GFAP 阳性的肿瘤细胞，伴 PRKCA p.D463H 错义突变	无	必要条件： 第三脑室前部具有脊索样特征的胶质瘤 理想条件： 1. 免疫组化 TTF-1 核表达阳性 2. PRKCA p.D463H 突变或 DNA 甲基化谱
星形母细胞瘤，MN1 变异型	局限性胶质瘤，伴 MN1 变异，由圆形、立方形或柱状细胞呈假乳头状或血管周围排列生长，可见血管周围无核区及血管和血管周围玻璃样变	无	必要条件： 1. 具有星形母细胞样血管周围假菊形团结构的胶质肿瘤 2. MN1 变异 3.（对于无法明确的病例）DNA 甲基化谱 理想条件： 免疫组化 GFAP 阳性 免疫组化 EMA 阳性

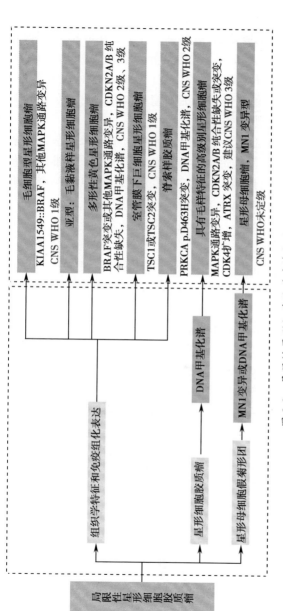

图 2-3 局限性星形细胞胶质瘤诊断流程

1. 毛细胞型星形细胞瘤 一直被认为是进展缓慢、预后良好的胶质瘤,最常见的分子变异是 KIAA1549∷BRAF 融合(>70%),其他变异包括其他形式的 BRAF 融合、BRAF V600E 突变、NF1 变异、FGFR1 变异等。

2. 毛黏液样星形细胞瘤 作为毛细胞型星形细胞瘤的亚型,不再单独分类。

3. 多形性黄色星形细胞瘤 组织学形态为明显的多形性、黄色瘤样肿瘤细胞,以及血管周围淋巴细胞浸润,常见 BRAF V600E 突变和 CDKN2A/B 纯合性缺失,分为 CNS WHO 2~3 级。

4. 室管膜下巨细胞星形细胞瘤 是结节性硬化症患者常见的,位于脑室壁的肿瘤,也是确诊结节性硬化症的指标之一,常伴 TSC1 和 TSC2 突变。

5. 脊索样胶质瘤 原名为“第三脑室脊索样胶质瘤”,好发于第三脑室,手术全切除后预后良好,最常见的分子变异为 p. D463H 突变。

6. 具有毛样特征的高级别星形细胞瘤 是新定义的肿瘤,具有特征性 DNA 甲基化谱,但是组织学特征缺乏特异性。部分肿瘤表现出间变性和毛细胞样组织学特征,同时伴高频率 MAPK 通路基因变异(包括 BRAF 突变和融合、NF1 突变、FGFR1 突变和融合、KRAS 突变),CDKN2A/B 纯合性缺失和 ATRX 突变。

7. 星形母细胞瘤,MN1 变异型 具有典型星形母细胞瘤组织学形态的肿瘤,若携带 MN1 变异(MN1∷BEND2 融合,常伴染色体 22q 和 X 染色体杂合性缺失),则可诊断为“星形母细胞瘤,MN1 变异型”。

六、室管膜肿瘤

第 5 版 WHO 分类按照肿瘤解剖部位分类,可将室管膜瘤分为幕上、后颅窝和脊髓共 3 个部位(表 2-6、图 2-4)。

(一) 幕上室管膜瘤

以融合基因为主要特征,可分为 ZFTA 融合阳性型和 YAP1 融合阳性型。

1. ZFTA(C11orf95) 的融合方式主要为 ZFTA :: RELA 融合,导致核因子 - κ B(nuclear factor- κ B,NF- κ B) 信号转导通路过度激活;其他融合方式包括 ZFTA :: MAML2/3、ZFTA :: NCOA1/2、ZFTA :: MN1 等。ZFTA 融合阳性的幕上室管膜瘤有相似的 DNA 甲基化特征。

2. YAP1 融合的方式主要为 YAP1 ::MAMLD1 融合,主要发生于儿童,预后相对较好。

3. 非 ZFTA 非 YAP1 融合的幕上室管膜瘤比例较低,部分伴 MAML2 ::ASCL2、MARK2 : : ADCY3、RTN3 :: NCOA1、MTMR3 ::NCOA3 等融合,部分缺乏典型分子病理学特征(组织学形态表现为伸长细胞型室管膜瘤或星形母细胞瘤)。

CDKN2A/B 是幕上室管膜瘤不良预后的标志。

(二) 后颅窝室管膜瘤

表现为特征性 DNA 甲基化谱,可分为 PFA 组和 PFB 组。

1. PFA 组主要发生于婴幼儿,多数具有间变性特征,预后较差,组蛋白 H3 K27me3 核表达缺失、EZHIP 过表达,染色体 1q 获得和 6q 缺失是此类肿瘤预后不良的生物学标记。

2. PFB 组主要发生于大龄儿童或者成人,预后相对较好,H3 K27me3 表达正常或偶见减弱。

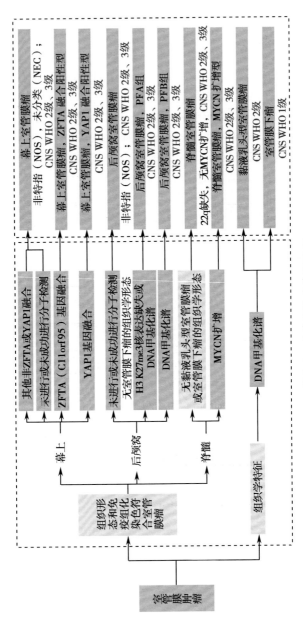

图 2-4　室管膜肿瘤诊断流程

表2-6　室管膜肿瘤定义及诊断标准

肿瘤类型	肿瘤定义	诊断标准
幕上室管膜瘤	幕上界限清晰的胶质瘤,可见纤维基质中小圆细胞排列成假菊形团样或室管膜样菊形团结构,当未进行分子检测(NOS)或未检出ZFTA融合或YAP1融合(NEC)时,诊断为此类型	必要条件: 1. 形态和免疫组化染色符合室管膜瘤的幕上肿瘤 2. 进行分子检测但未检出ZFTA融合或YAP1融合时,诊断为幕上室管膜瘤,NEC 3. 未进行或未成功进行分子检测时诊断为幕上室管膜瘤,NOS
幕上室管膜瘤,ZFTA融合阳性型	幕上室管膜瘤,伴ZFTA融合,多为ZFTA::RELA融合	必要条件: 1. 形态和免疫组化染色符合室管膜瘤的幕上肿瘤 2. 分子检测提示ZFTA融合 理想条件: 1. DNA甲基化谱 2. 免疫组化p65或L1CAM阳性
幕上室管膜瘤,YAP1融合阳性型	幕上室管膜瘤,伴YAP1融合,多为YAP1::MAMLD1融合	必要条件: 1. 形态和免疫组化染色符合室管膜瘤的幕上肿瘤 2. 分子检测提示YAP1融合 理想条件: 1. DNA甲基化谱 2. 免疫组化p65或L1CAM阴性 3. 嗜酸颗粒小体PAS阳性

肿瘤类型	肿瘤定义	诊断标准
后颅窝室管膜瘤	后颅窝界限清晰的胶质瘤,可见纤维基质中小圆细胞排列成假菊形团样或室管膜样菊形团结构,当未进行分子检测(NOS)或未能明确进行分子分类(NEC)时,诊断为此类型	必要条件: 1. 形态和免疫组化染色符合室管膜瘤的后颅窝肿瘤 2. 无室管膜下瘤形态特征 3. 未进行分子检测、未成功进行分子检测或检测结果未明确分类
后颅窝室管膜瘤,PFA组	后颅窝室管膜瘤,肿瘤细胞H3 K27me3核表达缺失或DNA甲基化谱提示此类型	必要条件: 1. 形态和免疫组化染色符合室管膜瘤的后颅窝肿瘤 2. 肿瘤细胞H3 K27me3核表达缺失,或DNA甲基化谱提示PFA组室管膜瘤的分类 理想条件: 基因组拷贝数分析证实基因组稳定
后颅窝室管膜瘤,PFB组	后颅窝室管膜瘤,DNA甲基化谱提示此类型	必要条件: 1. 形态和免疫组化染色符合室管膜瘤的后颅窝肿瘤 2. DNA甲基化谱提示PFB组室管膜瘤的分类 理想条件: 1. 基因组拷贝数分析证实基因组不稳定或非整倍体 2. H3 K27me3核表达

续表

肿瘤类型	肿瘤定义	诊断标准
脊髓室管膜瘤	脊髓位置胶质瘤,可见纤维基质中小圆细胞排列成假菊形团样或室管膜样菊形团结构,通常核分裂活性较低	必要条件: 1. 形态和免疫组化染色符合室管膜瘤的脊髓肿瘤 2. 无黏液乳头型室管膜瘤或室管膜下瘤形态特征 理想条件: 1. DNA 甲基化谱 2. 染色体 22q 缺失 3. 无 MYCN 扩增
脊髓室管膜瘤,MYCN 扩增型	脊髓室管膜瘤,伴 MYCN 扩增,组织病理几乎都呈现出微血管增生、坏死以及活跃的核分裂	必要条件: 1. 形态和免疫组化染色符合室管膜瘤的脊髓肿瘤 2. MYCN 扩增 理想条件: 1. DNA 甲基化谱 2. 高级别组织病理学特征
黏液乳头型室管膜瘤	胶质肿瘤,可见梭形或上皮样肿瘤细胞放射状围绕血管排列,伴血管周围黏液样变和微囊形成	必要条件: 1. 胶质瘤,伴乳头状结构、血管周围黏液变性以及局灶黏液聚集的微囊 2. 免疫组化 GFAP 阳性 3.(对于无法明确的病例)DNA 甲基化谱 理想条件: 1. 肿瘤细胞围绕血管黏液样间质轴心排列成乳头样结构 2. 位于终丝或脊髓圆锥

肿瘤类型	肿瘤定义	诊断标准
室管膜下瘤	形态一致到轻度多形的肿瘤细胞簇状分布在丰富的纤维间质中,常伴微囊形成	必要条件: 1. 局限性胶质瘤,肿瘤细胞簇状分布在丰富的纤维间质中,可见微囊形成 2. 无显著核异型 3.(对于无法明确的病例)DNA 甲基化谱

注:NOS. 非特指;NEC. 未分类。

(三)脊髓室管膜瘤

其中有一类以 MYCN 扩增为特征,具有很强的侵袭性和转移能力,预后较差。脊髓室管膜瘤常见 22q 缺失和 NF2 突变。由于缺乏基于分子特征的临床试验数据,目前室管膜瘤仍然根据其组织学特征定义 CNS WHO 2 级或 3 级。

(四)黏液乳头型室管膜瘤

常见于脊髓圆锥、马尾、终丝的室管膜瘤,可发生于任何年龄段,预后相对较好,10 年总生存率>90%。然而,由于肿瘤难以完全切除,导致肿瘤具有原位复发和远隔转移的风险,且儿童患者风险更高。放疗可以提高患者的无进展生存期(progression-free survival,PFS)。第 5 版 WHO 分类将黏液乳头型室管膜瘤调整为 CNS WHO 2 级。

推荐阅读

[1] 杨学军,陈宏,李佳博,等.2021 年世界卫生组织中枢神经系统肿瘤分类(第五版)整合及分层诊断解读.中国现代神经疾病杂志,2021,21(9):764-768.

［2］王樑,潘亚文,屈延,等.2021年世界卫生组织中枢神经系统肿瘤分类(第五版)成人型弥漫性胶质瘤分类解读.中国现代神经疾病杂志,2021,21(9):783-790.

［3］孙崇然,许晶虹,张布衣,等.2021年世界卫生组织中枢神经系统肿瘤分类(第五版)儿童型弥漫性胶质瘤分类解读.中国现代神经疾病杂志,2021,21(9):791-803.

［4］李飞,时雨,姚小红,等.2021年世界卫生组织中枢神经系统肿瘤分类(第五版)局限性星形细胞胶质瘤分类解读.中国现代神经疾病杂志,2021,21(9):804-808

［5］潘灏,杨学军,李志勇,等.2021年世界卫生组织中枢神经系统肿瘤分类(第五版)室管膜肿瘤分类解读.中国现代神经疾病杂志,2021,21(9):809-816.

［6］ELLISON D W, ALDAPE K D, CAPPER D, et al. cIMPACT-NOW update 7: advancing the molecular classification of ependymal tumors. Brain Pathol, 2020, 30 (5): 863-866.

［7］LOUIS D N, ALDAPE K, BRAT D J, et al. Announcing cIMPACT-NOW: the consortium to inform molecular and practical approaches to cns tumor taxonomy. Acta Neuropathol, 2017, 133 (1): 1-3.

［8］LOUIS D N, PERRY A, WESSELING P, et al. The 2021 WHO classification of tumors of the central nervous system: a summary. Neuro Oncol, 2021, 23 (8): 1231-1251.

［9］BRAT D J, ALDAPE K, COLMAN H, et al. cIMPACT-NOW update 5: recommended grading criteria and terminologies for IDH-mutant astrocytomas. Acta Neuropathol, 2020, 139 (3): 603-608.

［10］LOUIS D N, WESSELING P, PAULUS W, et al. cIMPACT-NOW update 1: Not Otherwise Specified (NOS) and Not Elsewhere Classified (NEC). Acta Neuropathol, 2018, 135 (3): 481-484.

［11］BRENNAN C W, VERHAAK R G, MCKENNA A, et al. The somatic genomic landscape of glioblastoma. Cell, 2013, 155 (2): 462-477.

［12］CHIANG J, HARRELD J H, TINKLE C L, et al. A

single-center study of the clinicopathologic correlates of gliomas with a MYB or MYBL1 alteration. Acta Neuropathol, 2019, 138 (6): 1091-1092.

[13] HUSE J T, SNUDERL M, JONES D T W, et al. Polymorphous low-grade neuroepithelial tumor of the young (PLNTY): an epileptogenic neoplasm with oligodendroglioma-like components, aberrant CD34 expression, and genetic alterations involving the MAP kinase pathway. Acta Neuropathol, 2017, 133 (3): 417-429.

[14] QADDOUMI I, ORISME W, WEN J, et al. Genetic alterations in uncommon low-grade neuroepithelial tumors: BRAF, FGFR1, and MYB mutations occur at high frequency and align with morphology. Acta Neuropathol, 2016, 131 (6): 833-845.

[15] RYALL S, ZAPOTOCKY M, FUKUOKA K, et al. Integrated Molecular and Clinical Analysis of 1, 000 Pediatric Low-Grade Gliomas. Cancer cell, 2020, 37 (4): 569-583, e5.

[16] MONDAL G, LEE J C, RAVINDRANATHAN A, et al. Pediatric bithalamic gliomas have a distinct epigenetic signature and frequent EGFR exon 20 insertions resulting in potential sensitivity to targeted kinase inhibition. Acta Neuropathol, 2020, 139 (6): 1071-1088.

[17] CASTEL D, PHILIPPE C, CALMON R, et al. Histone H3F3A and HIST1H3B K27M mutations define two subgroups of diffuse intrinsic pontine gliomas with different prognosis and phenotypes. Acta Neuropathol, 2015, 130 (6): 815-827.

[18] SIEVERS P, SILL M, SCHRIMPF D, et al. A subset of pediatric-type thalamic gliomas share a distinct DNA methylation profile, H3K27me3 loss and frequent alteration of EGFR. Neuro Oncol, 2021, 23 (1): 34-43.

[19] KORSHUNOV A, CAPPER D, REUSS D, et al. Histologically distinct neuroepithelial tumors with histone 3

G34 mutation are molecularly similar and comprise a single nosologic entity. Acta Neuropathol, 2016, 131 (1): 137-146.

[20] KORSHUNOV A, SCHRIMPF D, RYZHOVA M, et al. H3-/IDH-wild type pediatric glioblastoma is comprised of molecularly and prognostically distinct subtypes with associated oncogenic drivers. Acta Neuropathol, 2017, 134 (3): 507-516.

[21] CLARKE M, MACKAY A, ISMER B, et al. Infant high-grade gliomas comprise multiple subgroups characterized by novel targetable gene fusions and favorable outcomes. Cancer Discov, 2020, 10 (7): 942-963.

[22] REINHARDT A, STICHEL D, SCHRIMPF D, et al. Anaplastic astrocytoma with piloid features, a novel molecular class of IDH wildtype glioma with recurrent MAPK pathway, CDKN2A/B and ATRX alterations. Acta Neuropathol, 2018, 136 (2): 273-291.

[23] REINHARDT A, STICHEL D, SCHRIMPF D, et al. Tumors diagnosed as cerebellar glioblastoma comprise distinct molecular entities. Acta Neuropathol Commun, 2019, 7 (1): 163.

[24] PIETSCH T, WOHLERS I, GOSCHZIK T, et al. Supratentorial ependymomas of childhood carry C11orf95-RELA fusions leading to pathological activation of the NF-κB signaling pathway. Acta Neuropathol, 2014, 127 (4): 609-611.

[25] ZSCHERNACK V, JÜNGER S T, MYNAREK M, et al. Supratentorial ependymoma in childhood: more than just RELA or YAP. Acta Neuropathol, 2021, 141 (3): 455-466.

[26] JÜNGER S T, ANDREIUOLO F, MYNAREK M, et al. CDKN2A deletion in supratentorial ependymoma with RELA alteration indicates a dismal prognosis: a retrospective analysis of the HIT ependymoma trial cohort. Acta Neuropathol, 2020, 140 (3): 405-407.

[27] PAJTLER K W, WITT H, SILL M, et al. Molecular classification of

ependymal tumors across all cns compartments, histopathological grades, and age groups. Cancer cell, 2015, 27 (5): 728-743.

［28］ GODFRAIND C, KACZMARSKA J M, KOCAK M, et al. Distinct disease-risk groups in pediatric supratentorial and posterior fossa ependymomas. Acta Neuropathol, 2012, 124 (2): 247-257.

［29］ BARONI L V, SUNDARESAN L, HELED A, et al. Ultra high-risk PFA ependymoma is characterized by loss of chromosome 6q. Neuro Oncol, 2021, 23 (8): 1360-1370.

［30］ GHASEMI D R, SILL M, OKONECHNIKOV K, et al. MYCN amplification drives an aggressive form of spinal ependymoma. Acta Neuropathol, 2019, 138 (6): 1075-1089.

［31］ KRESBACH C, NEYAZI S, SCHÜLLER U. Updates in the classification of ependymal neoplasms: The 2021 WHO Classification and beyond. Brain Pathol (Zurich, Switzerland), 2022, 32 (4): e13068.

［32］ GUERREIRO STUCKLIN A S, RYALL S, FUKUOKA K, et al. Alterations in ALK/ROS1/NTRK/MET drive a group of infantile hemispheric gliomas. Nat Commun, 2019, 10 (1): 4343.

第三章

低级别脑胶质瘤的临床管理

一、概述

2021 版 WHO 中枢神经系统肿瘤分类发布以来，胶质瘤的病理分类及分型发生了一些变化。新分类中，中枢神经系统肿瘤新增了 22 个类型，对其中 13 个类型进行了修订。所有的胶质瘤分级使用阿拉伯数字取代罗马数字，这次再版中将全部更新，低级别胶质瘤的改变主要体现在以下方面：

1. 成人型星形细胞瘤被重新分为了"弥漫性"和"局限性"两大类；后者多是 1 级胶质瘤或少见的胶质瘤类型。

2. 成人 IDH 突变型星形细胞瘤取消了原有名称，更改为"星形细胞瘤，IDH 突变型，CNS WHO 2~4 级"。

3. 成人 IDH 野生型弥漫性胶质瘤，根据组织学或分子遗传学特征（TERT 启动子突变、+7/-10 染色体改变、EGFR 基因扩增）将诊断为胶质母细胞瘤。即 2016 版中部分诊断 IDH 野生型 2 级弥漫性胶质瘤，将从低级别胶质瘤的范畴中去除掉。

4. 仍然有部分成人 IDH 野生型弥漫性胶质瘤不伴高级别分子遗传学特征，可归于 2 级胶质瘤，数量较少，但需要谨慎对待。同时这部分低级别胶质瘤是否要归于"儿童型弥漫性低级别胶质瘤"的范畴，还有待确认。

因此,低级别脑胶质瘤覆盖面是很大的,除了主要的弥漫性星形细胞瘤和少突胶质细胞瘤外。还包括神经元和胶质神经元肿瘤(CNS WHO 1 级为主)、室管膜瘤(CNS WHO 2、3 级),以及其他特殊类型,如毛细胞型星形细胞瘤(CNS WHO 1 级)、室管膜下巨细胞型星形细胞瘤(CNS WHO 1 级)、多形性黄色星形细胞瘤(pleomorphic xanthoastrocytoma,PXA)(CNS WHO 2 级)等。由于局限性星形细胞胶质瘤完全不同于弥漫性星形细胞胶质瘤的生物学特性(如毛细胞星形细胞瘤和多形性黄色星形细胞瘤都归于此类),多不需要手术以外的治疗方式,故不在本章讨论范畴中;少突星形胶质细胞瘤虽然列入 2016 版 WHO 中枢神经系统肿瘤分类,但在 2021 版中已经去除,故也不讨论;室管膜瘤是特殊类型的低级别脑胶质瘤,有专门的章节进行单独讨论。故本章仅就主要的弥漫性星形细胞瘤和少突胶质细胞瘤进行探讨。

二、诊断与评估

(一)低级别脑胶质瘤的分子病理分型

以弥漫性星形细胞瘤和少突胶质细胞瘤为主的低级别脑胶质瘤占颅内原发肿瘤的 5%,约占胶质肿瘤的 40%。自从 2021 版 WHO 中枢神经系统肿瘤新的分类标准发布以来,低级别脑胶质瘤的诊疗策略已经发生了重大的改变。传统的病理组织学划分星形胶质细胞瘤和少突胶质细胞瘤,已转变成以若干个分子特征表型的分子病理学划分,包括以 IDH 突变、ATRX 缺失,TP53 突变,无 1p/19q 联合缺失为分子特点的星形胶质细胞瘤,和以 IDH 突变、TERT 启动子突变、1p/19q 联合缺失为分子特点的少突胶质细胞瘤。

推荐的病理诊断低级别脑胶质瘤的流程如下,先通过免疫组化检测 ATRX 和 R132H 突变 IDH1(代表 90% 的 IDH 突变情况),如果 *IDH1* 免疫组化是阳性,可进行 1p/19q 检测或 CDKN2A/B 检测,前者提示少突胶质细胞瘤,后者则提示高级别脑胶质瘤(星形细胞瘤,IDH 突变型,CNS WHO 4 级);如果 IDH1 免疫组化是阴性,需行 IDH 测序检测,如果测序检测为 IDH 突变,同样要求进行 1p/19q 检测或 CDKN2A/B 检测(图 3-1)。如果 IDH 检测为野生,则需要做高级别分子遗传学特征的检测(*TERT* 启动子突变、+7/−10 染色体改变、*EGFR* 基因扩增),如果三个基因中任何一个为阳性,则从低级别脑胶质瘤中排除,诊断为胶质母细胞瘤,IDH 野生型。

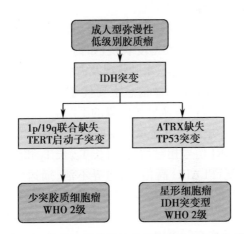

图 3-1　基于 IDH 的低级别脑胶质瘤的分子分型

　　进而,弥漫性星形细胞瘤在低级别脑胶质瘤中可分为 IDH 突变、IDH 野生和 NOS 三种类型,少突胶质细胞瘤在低级别脑胶质瘤中可分为 IDH 突变且 1p/19q 联合缺失型和 NOS 两种类型(NOS:非特指,主要指没有足够的信息分类到更特定病种的肿瘤。该分类不仅包括了没有进行相关基因检测的肿瘤,还包括一小部分虽然进行了基因检测,但是没有发现与诊断相关的基因型改变的肿瘤)。

通过以 IDH 是否突变为分子基础的低级别脑胶质瘤分型,已经发现 IDH 突变在低级别脑胶质瘤预后判断中的作用。IDH 野生型的弥漫性星形细胞瘤具有接近高级别脑胶质瘤的不良预后和较短的生存期;而 IDH 突变型的 CNS WHO 3 级星形细胞瘤则预后很好,有与 CNS WHO 2 级星形细胞瘤接近的生存期。

(二)常规影像和多模态影像在低级别脑胶质瘤诊疗中的应用

常规影像检查主要包括颅脑计算机体层成像(CT)和磁共振成像(MRI)。

CT 主要显示脑胶质瘤病变组织与正常脑组织的密度差值、特征性密度表现(如钙化、出血及囊性变等)、病变累及的部位、水肿状况及占位效应等;

常规 MRI 在图像信息上要优于 CT,主要显示脑胶质瘤出血、坏死、水肿组织等的不同信号强度差异及占位效应,并且可以显示病变的侵袭范围。低级别脑胶质瘤 MRI 信号相对均匀,有长 T_1、长 T_2 和液体衰减反转恢复(FLAIR)高信号,边界不清,周边轻度水肿影,局部轻度占位征象,如邻近脑室可致其轻度受压,中线移位不明显,脑池基本正常,病变区域内少见出血、坏死及囊变等表现。

多模态 MRI 包括磁共振波谱(magnetic resonance spectroscopy,MRS)、弥散加权成像(diffusion-weighted imaging,DWI)及灌注加权成像(perfusion weighted imaging,PWI),不仅能反映脑胶质瘤的形态学特征,还可以体现肿瘤组织的功能及代谢状况。DWI 高信号区域,提示细胞密度大,代表高级别病变区;PWI 高灌注区域,提示血容量增多,多为高级别病变区;MRS 中胆碱(choline,Cho)峰升高、N-乙酰天门冬氨酸(N-acetyl-aspartate,NAA)峰降低,以及 Cho/NAA 比值升高,与肿瘤级别呈正相关(图 3-2)。需要注意的是,某些低级别脑胶质瘤在多模态影像上的异常是不明显的。

一般情况下,星形胶质细胞瘤通常都是在白质内生长,只有到了后期才累及皮质,而少突胶质细胞瘤则多以皮质累及为主,同时常伴钙化。影像上的强化特征一般被认为是高级别脑胶质瘤恶性及侵袭性的表现,但低级别脑胶质瘤中,仍有 20% 左右是有不同程度的强化,这是与血脑屏障的通透性改变有关。

术前了解肿瘤周围的功能区以及纤维束情况,多依靠功能磁共振成像(functional mag-netic resonance imaging,fMRI)和 MR 弥散张量成像(DTI)。

fMRI 是基于大脑进行某项活动时局部脑区血氧水平的变化,来观察进行某项任务时所谓"脑激活"情况,是血氧水平依赖(blood oxygenation level dependent,BOLD)信号成像。利用 fMRI 可以在切除脑肿瘤术前无创地进行脑皮质功能区的定位,为神经外科医师制定最优化的手术方案提供准确的信息,从而最大限度地切除病灶,最大程度地减少对邻近重要功能皮质的损伤,进而避免正常功能的丧失并对手术的风险进行准确评估。

基于 MRI 的 DTI 成像可提示肿瘤与重要纤维束的毗邻关系。应用术前 DTI 技术可以提高肿瘤的切除范围,同时保护患者的神经功能。推荐在非功能区脑胶质瘤患者中广泛应用该技术,以了解肿瘤与周围神经纤维解剖结构的情况。目前,DTI 技术常用来检查的白质纤维包括:①投射纤维(皮质脊髓束、皮质脑干束和丘脑辐射);②联络纤维(上、下纵束、下额枕束);③联合纤维(胼胝体)(图 3-3)。

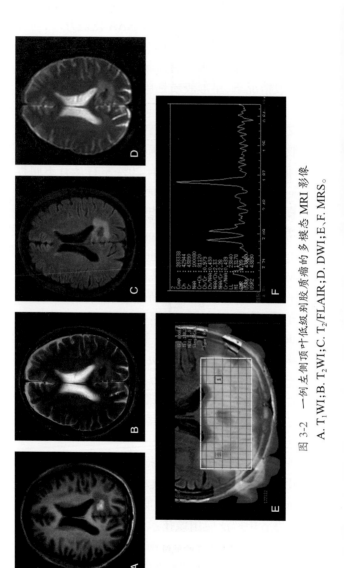

图 3-2 一例左侧顶叶低级别胶质瘤的多模态 MRI 影像

A. T₁WI;B. T₂WI;C. T₂/FLAIR;D. DWI;E、F. MRS。

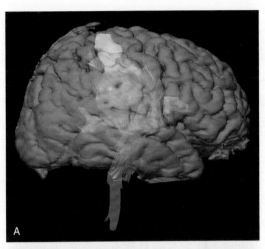

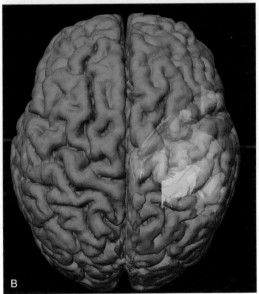

图 3-3 一例左侧岛叶低级别胶质瘤术前 fMRI 和
DTI 纤维束成像

红色,肿瘤;绿色,手运动区;紫色,语言区;蓝色,锥体束。

神经影像诊断在低级别脑胶质瘤诊疗中的应用流程如下：①首先是进行定位诊断,确定肿瘤的大小、范围、肿瘤与周围重要结构(包括重要动脉、皮质静脉、皮质功能区及神经纤维束等)的毗邻关系及形态学特征等,这对制定脑胶质瘤手术方案具有重要的作用;②其次是对神经影像学提出功能状况的诊断要求,如肿瘤生长代谢、血供状态及肿瘤对周边脑组织侵袭程度等,这对患者术后的综合疗效评估具有关键作用。

多模态 MRI 可提供肿瘤的血流动力学、代谢、神经纤维组织受累状况和皮质功能区等信息,对于脑胶质瘤的鉴别诊断、确定手术边界、预后判断、监测治疗效果及明确有无复发等具有重要意义,是形态成像诊断的一个重要补充。

三、手术治疗

手术是治疗低级别脑胶质瘤的首要及主要治疗手段。相对于高级别脑胶质瘤,手术治疗低级别脑胶质瘤的策略包括：①肿瘤全切除,甚至超全切除非功能区胶质瘤(超全切除是指肿瘤切除范围以 MRI T_2 像或 FLAIR 像来确认切除边界);②最大安全范围切除功能区脑胶质瘤;③以诊断为目的肿瘤部分切除/活检。

(一) 低级别脑胶质瘤手术切除与活检

虽然部分切除或者活检是手术治疗的一种方式,但需要明确的是手术切除程度与疾病预后密切相关。低级别脑胶质瘤中,肿瘤全切除或次全切除优于部分切除或活检,全切除或次全切除不仅能延长患者生存期,还能降低胶质瘤进展发生的概率。一项对 1 097 例低级别脑胶质瘤患者的回顾性研究发现,切除程度低于 50% 者与切除程度在 50%~99% 者,中位生存期分别为 10.5 年和 14 年,而全切除的患者,中位生存期超过了 15 年。

如果术前考虑切除程度不足 50%，则可以选择活检。大脑深部，尤其是脑干区域的小病灶，广泛弥漫，或者多发病灶，或者有开颅手术的禁忌证，都可以考虑活检。常见的活检方式包括立体定向活检和神经导航活检。

（二）低级别脑胶质瘤手术辅助技术的应用

低级别脑胶质瘤手术的辅助技术包括神经导航、术中超声、术中 MRI，以及唤醒手术、脑功能定位（brain mapping）等。前三种技术用于确定肿瘤范围，确保最大范围切除；后两种技术则是为了保护运动和语言功能。

1. 将术前得到的结构图像信息融入神经导航，完成参考架及参考点的注册，随后在神经导航的辅助下标出病变的体表投影，适当调整切口。术中可根据导航棒探针的位置确定手术切除的位置及切除深度。

2. 术中 MRI 技术可以提高低级别脑胶质瘤的切除程度，辅助术者确定肿瘤切除后残余肿瘤的体积，明确肿瘤的切除程度。由于术中 MRI 技术现已逐渐被推广，所以强烈推荐对于非功能区低级别脑胶质瘤患者使用术中 MRI 辅助肿瘤切除。

3. 术中超声具有操作简便、实时性好等特点。不仅能实时对病灶进行定位，辅助术者判断其切除程度，同时还能提供病灶周围及内部的血流情况，对识别边界有一定帮助。该技术的缺点是图像易受切面、空气、水肿带等的影响。

4. 对功能区胶质瘤患者采用术中唤醒配合术中皮质电刺激进行功能区定位被认为是判断脑功能区的"金标准"。手术中对运动功能、语言功能、空间忽视、视野进行皮质电刺激监测可有效保护患者的相应功能。在提高肿瘤切除程度的同时有效避免患者出现术后永久性功能障碍。唤醒手术适用于位于功能区,尤其是语言区的胶质瘤,且需要患者能够理解并能配合唤醒手术。低龄(<18 岁)、认知障碍,以及严重颅内高压的是应用术中唤醒的禁忌证。具体麻醉及手术操作流程详见第五章功能区脑胶质瘤的临床管理。

(三)低级别脑胶质瘤手术切除后评价

手术后切除评价包括肿瘤切除程度的评价、术后神经功能的评价以及术后随访的评价。

对于低级别脑胶质瘤切除程度的评估,建议根据术后 72 小时内 MRI T_2/FLAIR 像与术前 T_2/FLAIR 像上肿瘤体积的变化确定肿瘤的切除程度。以往习惯将切除程度按切除肿瘤体积分为 4 个等级:全切除、次全切除、部分切除、活检。虽然不同研究对于这 4 个等级的具体定义并不统一,但全切除(100% 切除)相比未全切除(低于 100%),对预后和生存期是有影响的。

建议在术后 1 年内每 3 个月进行 MRI 检查,第 2 年内每半年进行,以后需至少 1 年 1 次检查。影像评价建议采用神经肿瘤临床疗效评价(response assessment in neuro-oncology,RANO)标准进行,可以只用 T_2/FLAIR 像进行低级别脑胶质瘤的效果评价,如果出现可疑新病灶,建议使用 T_1 增强影像,以判断是否向高级别进展。

患者术后神经功能评价包括功能状态评估(Karnofsky performance status,KPS)、语言功能、运动功能及生活质量状态等。评价过程推荐采用神经影像与行为量表相结合的方式。常用的行为量表包括西部失语症检查(western aphasia battery,WAB)中文版、蒙特利尔认知评估(Montreal cognitive assessment,MoCA)量表、抑郁自评量表(self-rating depression scale,SDS)、焦虑自评量表(self-rating anxiety scale,SAS)等。

（四）手术时机——偶然发现的胶质瘤的手术治疗

随着头部影像学检查的广泛开展，越来越多的小病灶（可疑胶质瘤）得以被影像诊断。这些偶然发现的胶质瘤（incidental glioma）（无临床症状）多数是早期小灶的低级别脑胶质瘤，尚无临床症状，是否立即手术目前还没有明确的定论。主流的观点有三种：①密切观察，如果病变有变化进展，立即手术（wait and see）；②美国加州大学旧金山分校的专家认为，可以根据现有的影像资料，特别是多模态影像，判断其恶性程度或进展的可能性大小，来决定是否手术（a tailored screening policy）；③法国 Hugues Duffau 教授认为，对于偶然发现的可能为胶质瘤的小病灶，应该采取预防性手术切除（preventive neuro-oncological surgery）。

可以肯定的是，在病灶小的时候早期手术，不仅可以扩大切除范围，也有利于功能保护，改善预后和延长生存期，还可以防止病灶长大后的肿瘤级别进展。

（五）合并癫痫的低级别脑胶质瘤手术

癫痫是低级别脑胶质瘤患者最常见的临床表现，占所有低级别脑胶质瘤患者的 65%~90%。从症状出现到临床确诊的时间在 6~17 个月。胶质瘤患者术前进行癫痫症状评估对制定手术方案及预测患者预后具有重要意义。

围手术期要对患者的癫痫史、癫痫发作的症状、癫痫发作程度及药物控制这 4 个方面进行客观评估。对低级别脑胶质瘤患者行手术切除治疗，可有效控制患者伴发的癫痫症状。低级别脑胶质瘤全切除与次全切除、部分切除及活检相比，在控制患者的癫痫症状上更有效。肿瘤全切除对控制或改善患者的癫痫症状有较好的效果。根据 Engel 分级，肿瘤全切除对患者癫痫的缓解率分别可达：完全缓解（Ⅰ级 86.4%）、未完全缓解（Ⅱ～Ⅳ级 13.6%）。但是,对于肿瘤累及范围之外可能存在的致痫灶,目前尚无明确的手术处理方案。如严重影响患者生活质量,病理分子亚型预后良好,可以进行相关检查,确定致痫灶;若单纯药物治疗效果不佳,可以考虑再次手术治疗。低级别脑胶质瘤导致的继发癫痫,通过术后正规服用抗癫痫发作药物以及定期脑电图评估,可以实现治愈的效果。

四、放射治疗

（一）术后辅助治疗的时机

单独的手术治疗不可能完全治愈弥漫性生长的低级别脑胶质瘤,几乎所有的低级别脑胶质瘤最终都需要应用放射治疗(以下简称"放疗")、化学治疗(以下简称"化疗")等辅助治疗手段。与高级别脑胶质瘤(特别是胶质母细胞瘤)术后应尽早使用放化疗相比,低级别脑胶质瘤术后使用辅助治疗的时机问题目前尚未有明确的规定。另外,在低级别脑胶质瘤术后实施辅助治疗的方案方面,是单独放疗还是放疗联合化疗,目前也尚无明确的规定,还在进一步的探讨中。患者的高危因素是决定是否进行辅助放化疗的考虑因素。

低级别脑胶质瘤的高危因素(影响疾病预后和生存期)包括以下 5 项:①年龄 ≥40 岁;②肿瘤直径 ≥4cm;③肿瘤未全切除;④星形细胞成分;⑤无 1p/19q 联合缺失。如果具有以上高危因素之一,需要考虑术后立即进行辅助治疗。当然上述危险因素的限定还有不确定的地方,例如:年龄(40 岁的分界点)、肿瘤直径［美国国家综合癌症网络（National Comprehensive Cancer Network,NCCN) 指南建议为 6cm］,目前各种临床试验对危险因素的规定还有具体的差别。

美国肿瘤放射治疗协作组(Radiation Therapy Oncology Group,RTOG)一项关于低级别脑胶质瘤的临床试验(RTOG 9802)中,111 名低危因素的患者(年龄<40 岁,肿瘤全切除)仅进行术后观察,不给予辅助治疗,2 年的总生存率达到 99%,5 年的总生存率达到 93%,但是其中有 52% 的患者在第 5 年出现了疾病进展。因此对低级别脑胶质瘤术后是否给予辅助治疗,具有哪些低危因素的患者可以观察,需要持谨慎态度。

本指南针对低级别脑胶质瘤术后给予辅助治疗的建议如下:

1. 年轻患者(≤40 岁),肿瘤全切除,并且肿瘤组织类型为少突胶质细胞瘤(IDH 突变以及 1p/19q 联合缺失)。可以观察治疗,观察期间发现疾病进展再给予辅助治疗。

2. 老年患者,肿瘤未全切除,且具有 1 个以上危险因素,建议术后立即开始辅助治疗。

3. 具有的危险因素越多,就越需要立即进行辅助治疗;同时需要更多的辅助治疗方式(比如放疗联合化疗)

(二) 放疗剂量

关于低级别脑胶质瘤放疗剂量的前瞻性随机对照研究结果提示:高剂量放疗未能带来生存获益。因此,常规术后放疗剂量为总量为 45~54Gy,单次剂量 1.8~2.0Gy,残留病灶的放疗剂量 >50Gy。

(三) 靶区勾画

低级别肿瘤切除程度的判定主要依据 MRI T_2 或 FLAIR 高信号影像,应与术前影像进行比较,以排除由手术创伤所致的异常信号干扰,从而判断肿瘤是否全部切除,并以此作为勾画大体肿瘤区(gross target volume,GTV) 的依据。应用 ^{11}C- 蛋氨酸(methionine,

MET)正电子发射体层成像（positron emission tomography，PET)/CT、多模态 MRI 等功能影像学技术有助于确定低级别脑胶质瘤术后残留肿瘤的范围和监测治疗后反应，有条件的单位可选择性将 MRI 与功能影像学新技术相结合，更好地判断低级别脑胶质瘤的实际肿瘤边界、术后残留及肿瘤浸润等情况。

依据术前和术后的 MRI 影像，采用 FLAIR 序列和 T_2 序列中高信号的区域定义为 GTV；在 GTV 外放 1~2cm 作为临床靶区（clinical target volume，CTV）；超出解剖屏障的部分可仅包括 0.5cm 的解剖屏障外的结构；对于弥漫多病灶的低级别脑胶质瘤，建议在放疗 45Gy 左右时复查 MRI，残留病灶周围外放 1cm，加量至 54Gy。

对于肿瘤侵犯脑室的低级别脑胶质瘤，建议靶区勾画与其他部位的低级别脑胶质瘤相同。对于低级别脑胶质瘤术后较大残腔的靶区勾画，推荐将整个残腔作为 GTV 的一部份。囊性肿瘤占位效应较大，常挤压周围脑组织，行手术切除后会形成较小残腔，强调根据术后放疗前 MRI 和 CT 模拟显示的残腔来勾画 GTV，不需要包全术前囊腔的范围。

五、药物治疗

由于脑胶质瘤的侵袭性生长特性及解剖位置的特殊性，尽管采取手术和放疗，仍难免复发，药物治疗在进一步杀灭残存胶质瘤细胞上发挥很重要的作用。手术、放疗、联合药物治疗的综合治疗是目前提高胶质瘤疗效的关键。药物治疗胶质瘤的优势如下：①手术和放疗都是局部治疗，而药物治疗是全身治疗，对手术和放疗作用不到的、潜伏着胶质瘤细胞的脑组织也能发挥治疗作用，可以杀灭侵袭到手术和放疗照射野以外的胶质瘤细胞，从而减少复发。②药物治疗可以多次进行,对不能再次手术及放疗的复发患者,药物治疗是得力的挽救性治疗措施。

药物治疗,除了通常使用的化疗药物外,还包括分子靶向治疗、生物免疫治疗等,但分子靶向治疗和生物免疫治疗目前均尚在临床试验阶段。应尽量鼓励有条件及符合条件的患者,在不同疾病阶段参加药物临床试验。

(一) PCV 方案治疗低级别脑胶质瘤

PCV 方案是三种药物联合使用,分别是甲基苄肼(procarbazine)、洛莫司汀(CCNU)以及长春新碱(vincristine)。

RTOG 9802 有关 PCV 方案治疗低级别脑胶质瘤研究于 2016 年发表在 *New England Journal of Medicine*,这是一项美国、加拿大、英国等近 20 家机构开展的有关 PCV 化疗低级别脑胶质瘤的多中心随机对照临床研究。该研究共纳入 251 例幕上 WHO Ⅱ级胶质瘤患者,包括星形细胞瘤、少突胶质细胞瘤和少突星形细胞瘤。入选患者包括:① 40 岁以下的肿瘤次全切除或活检的患者;② 40 岁以上的肿瘤不同程度切除的患者。将患者随机分配至单纯放疗组与放疗 +6 个疗程 PCV 方案化疗组。具体的治疗方案如下:

放疗:总剂量 54Gy,在 6 周内分 30 次照射。

化疗:甲基苄肼[60mg/(m^2·d),每个疗程第 8~21 日使用];洛莫司汀(110mg/m^2,每个疗程第 1 日使用);长春新碱(1.4mg/m^2,最大剂量 2.0mg,每个疗程第 8 和第 29 日静脉给药)。每个疗程时间为 8 周。

研究结果提示所有患者中位随访时间 11.9 年;55% 在随访期间死亡。放疗 +6 个疗程的 PCV 方案化疗组与单纯放疗组相比,总生存期明显延长(13.3 年 *vs.* 7.8 年);10 年无进展生存率明显提高(51% *vs.* 21%);

10 年总生存率显著提高(60% *vs.* 40%)。多因素生存预后分析提示:少突胶质细胞瘤和放疗+6 个疗程的 PCV 方案化疗是判断无进展生存期和总生存期预后良好的因素。IDH 突变是有助于延长无进展生存期的独立因素,但对总生存期无影响。这项研究中,虽然放疗+6 个疗程的 PCV 方案的骨髓抑制不良反应较单独放疗高,但总生存率提高了近 2 倍。该项研究强有力地支持了 PCV 方案在低级别脑胶质瘤中的应用。

(二)替莫唑胺治疗低级别脑胶质瘤

虽然 RTOG 9802 Ⅲ期临床试验以及长期随访证实了 PCV 方案在低级别脑胶质瘤中的作用和地位,但该研究开始于 1998 年,目前单纯的临床因素已不再是低级别脑胶质瘤患者的分类标准,且新的化疗药物替莫唑胺(temozolomide,TMZ),由于其口服方便、毒性低的特点,已在胶质瘤的治疗中广泛取代了 PCV 化疗方案。

烷化剂替莫唑胺的发现与应用,是近 20 年来胶质瘤化疗的最大突破。该药易于通过血脑屏障,与 PCV 化疗方案相比,不良反应轻、耐受性好、无积累毒性,而且为口服制剂。RTOG 0424 为一项单臂的 Ⅱ 期临床试验(表 3-1),对低级别脑胶质瘤患者采取术后放疗联合 TMZ 化疗的治疗方式,总共 129 例具有至少 3 个以上高危险因素(年龄 ≥40 岁、星形细胞、肿瘤过中线、肿瘤直径 ≥6cm、术前中重度神经功能缺损)的低级别脑胶质瘤患者,治疗方案为同步放化疗加 12 个周期 TMZ 辅助化疗。治疗后 3 年总生存率是 73%,显著优于历史对照 54%,5 年总生存率达到了 57.1%。虽然初步从结果中看到 TMZ 的治疗效果不及 PCV 方案,但由于两个临床试验的纳入标准并不一致,故不能得出孰优孰劣的结果。

表 3-1 低级别脑胶质瘤术后辅助治疗临床试验汇总

	临床试验	设计	纳入标准	治疗方案	试验结果
观察性试验 (wait and see)	RTOG 9802 (Shaw E G.J Neurosurg. 2008)	II 期 (n = 111)	年龄 <40 岁，全切除肿瘤	观察性治疗	2 年及 5 年总生存率分别是 99% 和 93%
单独放疗	EORTC 22845/MRC BR04 (Karim A B.Int J Radiat Oncol Biol Phys.2002)	III 期 (n = 290)	低级别脑胶质瘤 (星形、少突以及混合性)	早期放疗 (54Gy) vs. 无放疗	早期放疗延长 PFS (4.8 年 vs. 3.4 年)，但对 OS 无意义
	EORTC 22845 (Van den Bent M J.Lancet. 2005)	III 期 (n = 311)	WHO 2 级星形胶质瘤以及未全切除的毛细胞星形胶质瘤	早期放疗 (54Gy) vs. 无放疗	早期放疗延长 PFS (5.3 年 vs. 3.4 年)，但对 OS 无意义 早期放疗对癫痫控制好
	EORTC 22844 (Karim A B.Int J Radiat Oncol Biol Phys.1996)	III 期 (n = 379)	低级别脑胶质瘤 (星形、少突以及混合性)	术后低剂量放疗 (45Gy) vs. 高剂量放疗 (59.4 Gy)	高低剂量放疗组在 OS 上无差别

续表

	临床试验	设计	纳入标准	治疗方案	试验结果
单独放疗	NCCTG/RTOG/ECOG (Shaw E G.J Clin Oncol.2002)	III期 (n=203)	WHO 2 级胶质瘤	术后低剂量放疗 (50.4Gy) vs. 高剂量放疗 (64.8 Gy)	高低剂量放疗组在 OS 上无差别；高剂量放疗组有较高的放射性坏死概率
单独化疗	EORTC 22033-26033 (Baumert B G.Lancet Oncol.2016)	III期 (n=477)	具有高危因素的低级别脑胶质瘤	术后放疗 vs. 口服 TMZ 化疗	放疗组和化疗组在 PFS 上无差别；OS 上的试验结果还未出；放疗组中 IDH1 突变患者的 PFS 延长
	Wahl M.Neuro Oncol.2017	II期 (n=125)	术后有肿瘤残留的低级别脑胶质瘤	口服 TMZ	中位 PFS 和 OS 分别是 4.2 年和 9.7 年；1p/19q 联合缺失的患者进展率为 0%

续表

临床试验	设计	纳入标准	治疗方案	试验结果
放疗联合化疗				
RTOG 9802 trial (Buckner J C.*N Engl J Med.*2016)	Ⅲ期 (*n* = 251)	具有高危因素的低级别脑胶质瘤	术后单独放疗 (54Gy) *vs.* 放疗 (54Gy)+6 个周期 PCV	放疗 +PCV 组对比单独放疗组,OS 有所延长 (13.3 年 *vs.* 7.8 年) 放疗 +PCV 组对比单独放疗组,PFS 有所延长 (10.4 年 *vs.* 4.0 年)
RTOG 0424 (Fisher B J.*J Radiat Oncol Biol Phys.*2015)	Ⅱ期 (*n* = 129)	具有 3 个危险因素以上的低级别脑胶质瘤	TMZ 同步放疗及辅助化疗	3 年及 5 年总生存率分别是 73% 和 57.1%

注:OS. 总生存期;PFS. 无进展生存期;PCV. 甲基苄肼,洛莫司汀,长春新碱联合应用;TMZ. 替莫唑胺。

其后,有研究者将 RTOG 0424 研究中这些高危低级别脑胶质瘤进行了 MGMT 启动子甲基化检测,并与疾病预后相联系,发现 MGMT 启动子未甲基化与放化疗后较差的总生存期和无进展生存率显著相关(风险值分别为 3.52 和 3.06),这一结果发表在 2018 年的 *JAMA Oncology*。上述结果与 IDH 突变与否无关,提示了在低级别脑胶质瘤中 MGMT 启动子甲基化是除了 IDH 外的另一个重要的判断预后的分子标记物。

另外,有研究者也在考虑 TMZ 化疗方案是否可以取代低级别脑胶质瘤患者术后放疗,但目前也缺少足够的临床试验支持。

六、其他治疗

低级别脑胶质瘤的自然病程较高级别脑胶质瘤较长,生存期观察期长,临床试验往往要耗时 10 年以上,甚至 20 年才能得出结果。表 3-1 是目前主要的低级别脑胶质瘤术后的临床试验,包括了对术后观察、术后单独放疗、术后单独化疗,以及术后放疗联合化疗的临床疗效观察。

低级别脑胶质瘤的诊疗流程

虽然 2021 版 WHO 中枢神经系统肿瘤分类发布以来,低级别脑胶质瘤的划分和定义出现了一些变化,但目前的变化仅限于病理分类以及认识上的改变,对应的治疗并无太大的变化。同时本书在治疗上的总结,已经提前考虑到分子分型对预后的影响。此诊疗流程是以分子分型为特点作出的治疗上的总结(图 3-4)。低级别脑胶质瘤术后辅助治疗尚缺乏足够多的临床试验支持,目前未能形成统一的治疗方案,故图 3-4 中的治疗方案是结合了众多国际上的临床指南以及已

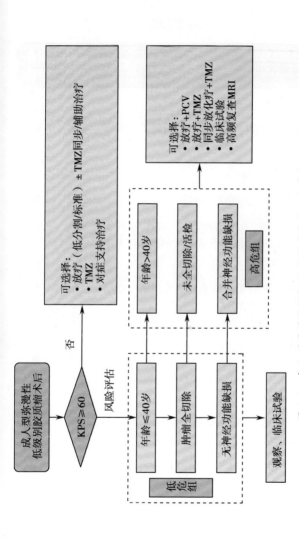

图 3-4 成人型弥漫性低级别脑胶质瘤的临床诊疗流程图

KPS. 功能状态评估；TMZ. 替莫唑胺；PCV. 甲基苄肼、洛莫司汀、长春新碱联合应用；MRI. 磁共振成像。

有的临床试验结果而形成,供临床参考,应用于临床时仍需根据患者的具体情况进行调整。

推荐意见汇总

推荐意见	证据级别	推荐等级
诊断与评估		
诊断、手术以及随访中的评价需要多模态影像的支持	3级	B
手术治疗		
手术以最大范围切除为目的	2级	B
神经导航、术中超声、术中 MRI,唤醒手术,以及唤醒麻醉下直接电刺激等技术手段,有助于最大安全切除的实现	3级	B
偶然发现的无症状小灶低级别脑胶质瘤优先考虑早期手术	3级	B
放疗与化疗		
年轻患者(≤40岁),手术实现全切除,并且肿瘤组织类型为少突胶质细胞瘤,术后可以观察决定是否给予辅助治疗	2级	B
老年患者,肿瘤未全切除,且具有其他危险因素的,建议术后立即开始辅助治疗	1级	A
放疗+PCV 方案化疗治疗比单纯放疗有助于提高总生存率	1级	A
TMZ 口服方便、毒性低,但能否取代 PCV,还有待更多临床试验支持	2级	C

注:MRI.磁共振成像;PCV.甲基苄肼、洛莫司汀、长春新碱联合应用;TMZ.替莫唑胺。

推荐阅读

［1］国家卫生健康委员会医政医管局.脑胶质瘤诊疗规范(2018年版).中华神经外科杂志, 2019, 35 (3): 217-239.

［2］王引言,毛庆,王江飞,等.低级别胶质瘤占位效应与术后癫痫缓解率的相关性研究.中华神经外科, 2014, 30 (10): 1031-1034.

［3］中国脑胶质瘤协作组(CGCG).成人幕上低级别胶质瘤的手术治疗指南.中华神经外科杂志, 2016, 32 (7): 652-658.

［4］中华医学会放射肿瘤治疗学分会.胶质瘤放疗中国专家共识(2017).中华放射肿瘤学杂志, 2018, 27 (2): 123-131.

［5］BAUMERT B G, HEGI M E, VAN DEN BENT M J, et al. Temozolomide chemotherapy versus radiotherapy in high-risk low-grade glioma (EORTC 22033-26033): a randomised, open-label, phase 3 intergroup study. Lancet Oncol, 2016, 17 (11): 1521-1532.

［6］BELL E H, ZHANG P, FISHER B J, et al. Association of MGMT promoter methylation status with survival outcomes in patients with high-risk glioma treated with radiotherapy and temozolomide: an analysis from the NRG Oncology/ RTOG 0424 trial. JAMA Oncol, 2018, 4 (10): 1405-1409.

［7］BUCKNER J C, SHAW E G, PUGH S L, et al. Radiation plus procarbazine, CCNU, and vincristine in low-grade glioma. N Engl J Med, 2016, 374 (14): 1344-1355.

［8］FISHER B J, HU C, MACDONALD D R, et al. Phase 2 study of temozolomide-based chemoradiation therapy for high-risk lowgrade gliomas: preliminary results of Radiation Therapy Oncology Group 0424. Int J Radiat Oncol Biol Phys, 2015, 91 (3): 497-504.

［9］KARIM A B, AFRA D, CORNU P, et al. Randomized trial on the efficacy of radiotherapy for cerebral low-grade glioma in the adult: European Organization for Research and Treatment of Cancer Study 22845 with the Medical Research Council study BRO4: an interim analysis. Int J Radiat Oncol Biol Phys, 2002, 52 (2): 316-324.

［10］ KARIM A B, MAAT B, HATLEVOLL R, et al. A randomized trial on dose-response in radiation therapy of low-grade cerebral glioma: European Organization for Research and Treatment of Cancer (EORTC) Study 22844. Int J Radiat Oncol Biol Phys, 1996, 36 (3): 549-556.

［11］ LIANG S, FAN X, ZHAO M, et al. Clinical practice guidelines for the diagnosis and treatment of adult diffuse glioma-related epilepsy. Cancer Med, 2019, 8 (10): 4527-4535.

［12］ LOUIS D N, PERRY A, REIFENBERGER G, et al. The 2016 World Health Organization classification of tumors of the central nervous system: a summary. Acta Neuropathol, 2016, 131 (6): 803-820.

［13］ National Comprehensive Cancer Network. NCCN clinical practice guidelines: central nervous system cancers, V. 1. 2019. (2020-01-01)[2022-01-01]. https://www. nccn. org/ professionals/physician_gls/pdf/cns. pdf.

［14］ SEPÚLVEDA-SÁNCHEZ J M, MUÑOZ LANGA J, ARRÁEZ M Á, et al. SEOM clinical guideline of diagnosis and management of low-grade glioma (2017). Clin Transl Oncol, 2018, 20 (1): 3-15.

［15］ VAN DEN BENT M J, AFRA D, DE WITTE O, et al. Long-term efficacy of early versus delayed radiotherapy for low-grade astrocytoma and oligodendroglioma in adults: the EORTC 22845 randomised trial. Lancet (London, England), 2005, 366 (9490): 985-990.

［16］ VAN DEN BENT M J, AFRA D, DE WITTE O, et al. Longterm efficacy of early versus delayed radiotherapy for low-grade astrocytoma and oligodendroglioma in adults: the EORTC 22845 randomised trial. Lancet Lond Engl, 2005, 366 (9490): 985-990.

第四章

高级别脑胶质瘤的临床管理

一、概述

高级别脑胶质瘤指 CNS WHO 3 级和 4 级胶质瘤。

成人高级别脑胶质瘤主要包括 3、4 级星形细胞瘤 IDH 突变型、3 级少突胶质细胞瘤 IDH 突变伴 1p/19q 联合缺失型和胶质母细胞瘤（GBM）IDH 野生型。分子病理的加入使得一些伴有 4 级分子特征的低级别脑胶质瘤被归为 4 级胶质瘤，包括星形细胞瘤 IDH 野生型伴 TERT 突变或 EGFR 扩增或 +7/–10 染色体改变、星形细胞瘤 IDH 突变型伴 CDKN2A/B 纯合缺失等。

儿童高级别脑胶质瘤包括弥漫性中线胶质瘤 H3 K27 变异型、弥漫性大脑半球胶质瘤 H3 G34 突变型、弥漫性儿童高级别脑胶质瘤 H3 野生和 IDH 野生型、婴儿型半球胶质瘤。

本章节主要介绍成人高级别脑胶质瘤的临床管理，关于高级别室管膜瘤和儿童高级别脑胶质瘤将在单独章节中讲述。

二、诊断与评估

（一）高级别脑胶质瘤的分子病理分型

根据 2021 版 WHO 中枢神经系统肿瘤分类标准，高级别脑胶质瘤的整合病理诊断主要包括传统组织病理学分类和分子表型(表 4-1)。

表 4-1　2021 版 WHO 中枢神经系统肿瘤分类标准——成人型高级别脑胶质瘤

肿瘤分类	CNS WHO 分级	ICD-O 编码
星形细胞瘤,IDH 突变型	3	9401/3
星形细胞瘤,IDH 突变型	4	9445/3
少突胶质细胞瘤,IDH 突变和 1p/19q 联合缺失型	3	9451/3
胶质母细胞瘤,IDH 野生型	4	9440/3

1. 组织病理学分类　CNS WHO 3 级胶质瘤表现为细胞密度增高、核异型性明显、核分裂象增多、Ki-67/MIB-1 增殖指数 5%~10%;CNS WHO 4 级胶质瘤可见细胞密度增高、明显的核异型、活跃的核分裂、明显的微血管增生和 / 或坏死、Ki-67/MIB-1 增殖指数>10%。值得注意的是,Ki-67/MIB-1 增殖指数只作为肿瘤分级的参考,目前尚无准确的阈值可以用来明确区分肿瘤级别。

2. 分子表型　CNS WHO 3 级星形细胞瘤以 IDH 突变为分子特征,IDH 突变型星形细胞瘤较常见,约占 80%,伴 IDH1 或 IDH2 基因突变,这类肿瘤可进展为 IDH 突变型 GBM。IDH 野生型星形细胞瘤无 IDH 基因突变,较少见,约占 20%,这类肿瘤恶性程度高于 IDH 突变型星形细胞瘤,与 IDH 野生型 GBM 相似,如果伴有 TERT 突变或 EGFR 扩增或 +7/–10 染色体改变,将被定义为 4 级;同样 IDH 突变的 3 级星形细胞瘤如果伴有 CDKN2A/B 纯合缺失,也将被定义为 4 级。

少突胶质细胞瘤(CNS WHO 3 级)以 IDH 基因突变和 1p/19q 联合缺失为分子特征。

GBM 以 IDH 野生为分子特征，为 4 级胶质瘤，主要见于成人，男性多发，多为原发性，位于幕上，可累及周围及远处脑组织。除 IDH1、IDH2 基因突变以外，推荐检测的分子指标还包括 MGMT 启动子甲基化、EGFR vⅢ 重排、TERT 启动子突变（C228T 和 C250T）等。检测 +7/-10 染色体相关基因（MET、PTEN 等）及融合基因（FGFR1::TACC1，FGFR3::TACC3）有助于对患者进行预后评估及靶向药物选择。另外，miR-181d 对于 GBM 是一个预后相关的可靠指标，其表达状态可以预测患者对 TMZ 化疗的敏感性。

（二）高级别脑胶质瘤的影像学评估

1. CT　高级别脑胶质瘤的 CT 表现为密度不均，以低密度和等密度的混杂密度为多。低密度为肿瘤的坏死或囊变区域。增强表现为明显强化，呈现不规则的环状强化，强化的瘤壁上可见瘤结节。肿瘤可沿着胼胝体向对侧侵袭，强化表现为蝴蝶状，呈现明显的占位效应，肿瘤周围水肿明显（图 4-1）。

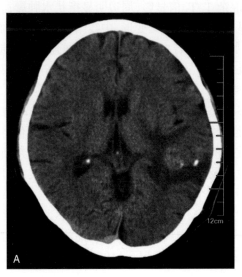

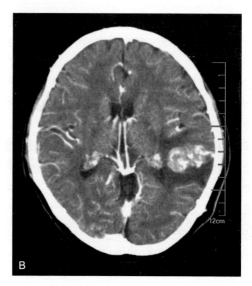

图 4-1　一例左侧颞叶高级别脑胶质瘤术前 CT 和增强 CT
A. CT 平扫；B. 增强 CT。

2. MRI　高级别脑胶质瘤的 MRI 信号明显不均匀，呈混杂 T_1/T_2 信号影，周边明显指状水肿影；占位征象明显，邻近脑室受压变形，中线结构移位，脑沟、脑池受压；肿瘤常沿着白质纤维播散。增强扫描呈明显花环状及结节样异常强化影，常有强化伴卒中、坏死及囊变（图 4-2）。

多模态 MRI 检查可提供肿瘤的血流动力学、代谢、神经纤维组织受累状况和皮质功能区等信息，对于脑胶质瘤的鉴别诊断、确定手术边界、预后判断、监测治疗效果及明确有无复发等具有重要意义，是形态成像诊断的一个重要补充。多模态 MRI 检查序列包括 DWI、PWI 及 MRS 等。DWI 高信号区域提示细胞密度大，代表高级别病变区；PWI 高灌注区域提示血容量增多，多为高级别病变区；MRS 中 Cho 峰和 Cho/NAA

升高,与肿瘤级别呈正相关,NAA 峰降低,出现 Lip 和 / 或 Lac 峰(图 4-3)。

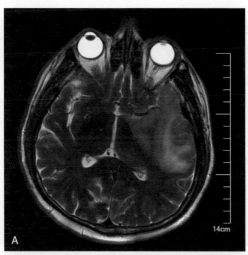

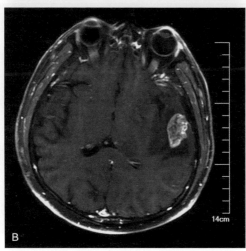

图 4-2　一例左侧颞叶高级别脑胶质瘤
术前常规 MRI 和增强 MRI
A. T_2WI;B. 增强 T_1WI。

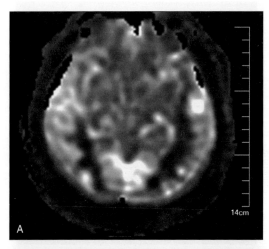

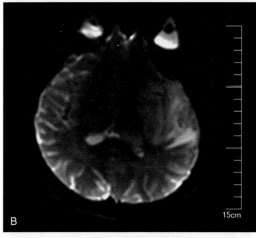

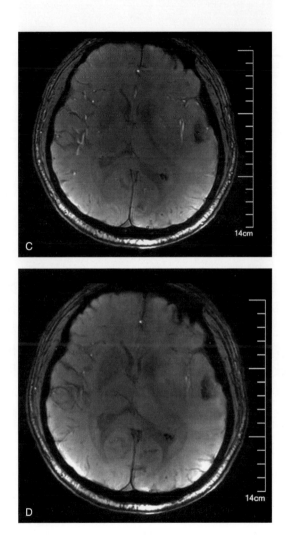

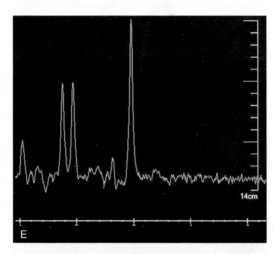

图 4-3　一例左侧颞叶高级别脑胶质瘤
术前多模态 MRI 检查
A. 脑血流图；B. DWI；C、D. SWI；E. MRS。

3. PET　不同级别脑胶质瘤的 PET 成像特征各异，目前广泛使用的示踪剂为 2- 氟 -2- 脱氧 -D- 葡萄糖(^{18}F-FDG)，高级别脑胶质瘤代谢活性可接近或高于正常脑灰质。脑胶质瘤代谢成像的肿瘤 - 本底对比度偏低，而氨基酸肿瘤显像具有较好的组织对比度，因此建议采用氨基酸 PET 脑显像来评估脑胶质瘤的恶性度级别。^{11}C- 蛋氨酸(^{11}C-MET)PET 评估准确性高于 MRI，高级别脑胶质瘤的 ^{11}C-MET 代谢活性通常高于低级别脑胶质瘤，但高 / 低级别脑胶质瘤间仍存在一定的重叠。必要时建议使用 ^{18}F- 酪氨酸 PET 动态成像分析以提高对脑胶质瘤的影像学分级。另外，PET 联合 MRI 检查比单独 MRI 检查更有助于准确界定放疗靶区。

患者有颅内压增高或相应的神经定位症状，影像学提示高级别脑胶质瘤时诊断不难。当 MRI/CT 表现似星形细胞瘤或少突胶质细胞瘤伴强化时，提示间变性脑胶质瘤的可能性大。而 GBM 的影像学特征为不规则形周边强化和中央大量坏死,强化外可见水肿。

高级别脑胶质瘤治疗后的影像学评估:脑胶质瘤术后 24~72 小时内需复查 MRI(平扫＋增强),评估肿瘤切除程度,并以此作为脑胶质瘤术后的基线影像学资料,用于后续比对。脑胶质瘤治疗效果的影像学评估参见神经肿瘤临床疗效评价(RANO)标准(附录四)。

三、手术治疗

高级别脑胶质瘤强烈推荐最大范围安全切除。手术目的包括:①缓解由高颅压和压迫引起的症状;②降低类固醇药物使用,维持较好的生存状态;③降低肿瘤细胞负荷,为辅助放化疗创造条件;④延长生存期;⑤获得精确病理诊断。

与单纯活检相比,尽可能切除肿瘤是影响高级别脑胶质瘤患者预后的重要因素,但由于高级别脑胶质瘤的浸润特性,实现病理上完全切除肿瘤较困难。新型手术辅助技术的运用有助于实现高级别脑胶质瘤的最大范围安全切除。肿瘤切除程度是高级别脑胶质瘤的独立预后因素之一,肿瘤全切除可延长术后肿瘤复发时间和患者生存期。

推荐应用的手术辅助技术包括常规神经影像导航、功能神经影像导航、术中神经电生理监测技术(如皮质功能定位和皮质下神经传导束定位)以及术中 MRI实时影像神经导航。多模态神经导航联合术中皮质及皮质下定位,可进一步提高手术安全性,保护神经功能,有利于最大范围安全切除。可推荐应用的手术辅助技术还包括荧光引导的显微手术和术中超声实时影像定位。

四、放射治疗

手术是高级别脑胶质瘤的基础治疗,术后放疗是不可或缺的重要治疗手段,高级别脑胶质瘤患者接受术后放疗可以取得显著生存获益。

(一)放疗时机

高级别脑胶质瘤患者的生存期与放疗开始时间密切相关,过早或过晚放疗均会降低患者生存期,强烈推荐术后在切口愈合和身体条件允许的情况下尽早(约4周)开始放疗。

(二)放疗技术

推荐采用调强适形放射治疗(IMRT)或容积弧形调强放射治疗(VMAT),常规分次,IMRT可提高靶区剂量的覆盖率、适形度及对正常组织的保护,缩小不必要的照射体积,降低晚期并发症发生率,放疗前图像验证(锥形线束CT或EPID)是放疗质控不可缺少的环节。

(三)放疗剂量

推荐放疗照射总剂量为 54~60Gy,每次 1.8~2.0Gy,分割 30~33 次,每日一次,肿瘤体积较大和/或位于重要功能区及 CNS WHO 3 级胶质瘤,可适当降低照射总剂量。尽管 IMRT 能提高靶区适形度、减少正常组织受量,最大限度地缩小照射体积,能够给予靶区更高的放疗剂量,但提高剂量后的疗效尚未得到证实,不可盲目提高照射总剂量或提高分次剂量。

(四)放疗靶区确定

高级别脑胶质瘤的放疗靶区争议至今,其焦点主要是最初的 CTV 是否需要包括瘤周的水肿区。2021年美国国家综合癌症网络(NCCN)指南推荐 MRI T_1 增强或 T_2/FLAIR 异常信号为 GTV,外扩 1~2cm 形成 CTV；如果考虑水肿区，建议包括在一程 CTV$_1$ 中（46Gy/23f），二程增量区（14Gy/7f）CTV$_2$ 仅包括残余肿瘤和 / 或术后瘤腔，并适当外扩。CTV 外扩 3~5mm 形成计划靶区（planning target volume，PTV）。Ⅱ 期临床试验证实包括或不包括水肿区在肿瘤控制和生存期上无明显差异，欧洲癌症研究和治疗组织（European Platform of Cancer Research，EORTC）推荐的 CTV 设定并不强调一定要包括所有瘤周水肿区。

靶区勾画原则是在安全的前提下，尽可能保证肿瘤达到 60Gy 的照射剂量，应参考术前与术后 MRI，正确区分术后瘤腔残存与术后改变。在临床实践中，医师应根据靶区位置、体积、患者年龄及 KPS 等因素综合考虑，灵活运用以上关于靶区设定的建议，平衡照射剂量、体积与放射性损伤之间的关系。

所有 GBM 患者推荐放疗后每 2~8 周、3 年内每 2~4 个月，其后每 3~6 个月复查 MRI。

五、化学治疗

对于高级别脑胶质瘤，由于其生长及复发迅速，进行积极有效的个体化化疗会更有价值。

（一）经典化疗方案

1. Stupp 方案　在放疗期间口服 TMZ 75mg/（m^2·d），连服 42 日；间隔 4 周，进入辅助化疗阶段，口服 TMZ 150~200mg/（m^2·d），连用 5 日，每 28 日重复，共用 6 个周期。

2. PCV 方案　甲基苄肼（PCB）60mg/（m^2·d），8~21 日；洛莫司汀（CCNU）110mg/（m^2·d），第 1 日；长春新碱（VCR）1.4mg/m^2，第 8 日、第 29 日静脉给药。8 周为 1 个周期。

可以选择的其他化疗药物还有卡莫司汀、伊立替康、依托泊苷、顺铂、卡铂、环磷酰胺等。

（二）3 级胶质瘤化疗

对于 3 级星形细胞瘤,推荐进行放疗加 12 周期 TMZ 辅助化疗,另外可选择的包括放疗同步加辅助 TMZ 化疗,或者参加可行的临床试验。

对于具有 1p/19q 联合缺失的少突胶质细胞瘤,推荐进行放疗加新辅助或辅助 PCV 方案化疗,放疗加同步或辅助 TMZ 化疗,或者接受可行的临床试验。

对于 KPS<60 的 3 级胶质瘤,推荐进行放疗(短程放疗和常规分次放疗),*MGMT* 启动子甲基化者,可以考虑单独 TMZ 化疗,也可以采用姑息性治疗。

（三）GBM 的化疗

1. 年龄>70 岁

(1)对于 KPS ≥ 60 的患者,若存在 MGMT 启动子甲基化,推荐进行常规放疗加同步和辅助 TMZ 化疗,常规放疗加同步和辅助 TMZ 化疗加电场治疗,或常规放疗加洛莫司汀联合 TMZ 同步和辅助化疗,或接受可行的临床试验。对于 MGMT 启动子非甲基化和甲基化情况不明确者,推荐进行放疗同步并辅助 TMZ 化疗,常规放疗加同步和辅助 TMZ 化疗加电场治疗,单独常规放疗,或接受可行的临床试验。

(2)对于 KPS<60 的患者,推荐在短程放疗的基础上,加或不加同步和辅助 TMZ 化疗;存在 MGMT 启动子甲基化的患者,也可单独采用 TMZ 化疗,或姑息治疗。

2. 年龄 ≤ 70 岁

(1)体力状态较好且伴有 MGMT 启动子甲基化者,推荐短程放疗加同步和辅助 TMZ 化疗,常规放疗加同步和辅助 TMZ 化疗,常规放疗加同步和辅助 TMZ 化疗加电场治疗,或单独短程放疗,或参加合适的临床试验。对于 MGMT 启动子非甲基化和甲基化情况不明确者,推荐进行放疗同步并辅助 TMZ 化疗,常规放疗加同步和辅助 TMZ 化疗加电场治疗,短程放疗加同步和辅助 TMZ 化疗,或单独短程放疗,或接受可行的临床试验。

(2) 体力状态较差者,可给予单独短程放疗;MGMT 启动子甲基化者单独 TMZ 化疗,或姑息治疗。

六、联合放化疗

(一) GBM

强烈推荐成人新诊断者术后放疗联合 TMZ [75mg/(m^2·d)] 同步化疗,并随后进行 6 个周期 TMZ 辅助化疗。在放疗中和放疗后应用 TMZ 化疗,可以显著延长患者生存期,这一协同作用在 MGMT 启动子甲基化患者中更为明显。

1. 对于体力状态较好、年龄 ≤70 岁、MGMT 启动子甲基化者,还推荐给予 TMZ 同步放化疗及辅助放化疗联合肿瘤电场治疗,或放疗联合洛莫司汀和 TMZ 的同步加辅助化疗;对 MGMT 启动子非甲基化者,在同步放化疗及电场治疗外,还可考虑推荐单独放疗;对于体力状况较差者,可以推荐大分割放疗及同步和辅助化疗,或单独化疗及支持治疗。

2. 对于年龄>70 岁、体力状态较好且伴有 MGMT 启动子甲基化者,推荐进行大分割放疗同步及辅助 TMZ 化疗,或常规放疗加 TMZ 同步和辅助化疗联合或不联合肿瘤电场治疗,或单独 TMZ 化疗或单独大分割放疗,或推荐参加合适的临床试验;对于 MGMT 启动子非甲基化者,可推荐进行大分割/常规放疗同步及辅助化疗联合肿瘤电场治疗,或单独大分割放疗;对于体力状况较差者,推荐单独大分割放疗、单独化疗或支持治疗。

(二) 3 级脑胶质瘤

对于存在 1p/19q 联合缺失的 3 级脑胶质瘤患者,

化疗和放疗更为敏感,推荐放疗联合 PCV 化疗作为一线治疗方案,目前 TMZ 对 3 级肿瘤的治疗初步显示疗效,而且不良反应更少。研究 TMZ、放疗、1p/19q 联合缺失三者关系的两项大型随机临床试验正在进行中,中期研究结果显示,对于 1p/19q 联合缺失 3 级胶质瘤单独 TMZ 化疗无效,必须联合放疗,而对于选择放疗联合 PCV 方案化疗还是放疗联合 TMZ 化疗,目前仍无高级别证据。对于无 1p/19q 联合缺失者,放疗联合 12 个周期辅助 TMZ 化疗,可以显著改善患者生存期。IDH 和 TERT 启动子突变状态与间变性脑胶质瘤患者的预后密切相关,IDH 野生型伴或不伴 TERT 启动子突变者,临床预后最差,应提高放化疗强度,在 2 级脑胶质瘤中也同样存在这样的现象。

3 级脑胶质瘤的放化疗策略应根据患者具体情况,包括一般状态、分子标记物和治疗需求等采用个体化治疗策略,治疗选择包括术后单纯放疗、放疗结合 TMZ 同步和 / 或辅助化疗及放疗联合 PCV 方案化疗等。

其他药物治疗方式还包括分子靶向治疗、生物免疫治疗等,目前均尚在临床试验阶段,应当鼓励有条件及符合条件的患者在不同疾病阶段参加药物临床试验。

七、靶向治疗

靶向治疗是在分子水平上,应用针对明确的生物标记物设计的药物,瞄准和杀伤肿瘤细胞,这种治疗方式是识别是否存在某种疾病特定的控制肿瘤生长的基因、基因谱或蛋白,以此确定针对特异性靶点的一种治疗方法。

随着对脑胶质瘤分子病理机制了解的深入,越来越多的分子被当作分子靶标,并开发出相应的靶向治疗方案。对于儿童高级别脑胶质瘤,尤其是<3岁的婴幼儿,在明确分子改变后可以推荐合适的靶向药物,例如:①针对BRAF V600E突变的达拉非尼、曲美替尼及维莫非尼;②针对NTRK融合的拉罗替尼、恩曲替尼;③高突变负荷肿瘤可以使用免疫检查点抑制剂纳武利尤单抗、帕博利珠单抗等。但目前针对成人高级别脑胶质瘤初治患者,尚无更有效靶向药物,而针对*NTRK*、BRAF/MEK等的靶向药物多是肿瘤复发后的二线或三线治疗,将在第六章"复发脑胶质瘤的临床管理"中讲解。

（一）*EGFR*抑制剂

作为"明星"癌基因,EGFR是最先进入到人们视野中的分子靶标。如前所述,EGFR扩增、突变和重排等变异形式,都可最终导致EGFR通路的过度激活。在临床前实验中,EGFR抑制剂吉非替尼和厄洛替尼都曾显示出良好的抑瘤效果,但临床试验往往收效甚微。

（二）*FGFR*抑制剂

美国哥伦比亚大学Antonio教授和MD安德森肿瘤中心的Wei Zhang教授在学界率先报道,在原发性GBM中稳定存在FGFR3::TACC3融合基因。Antonio教授进而针对此融合基因进行了靶向抑制,收到了良好的临床前期实验效果,FGFR抑制剂瑞戈非尼的Ⅱ期临床试验也证实能够提高复发脑胶质瘤患者的OS和PFS。

（三）*VEGF*抑制剂

贝伐单抗（bevacizumab）作为抗血管生成抑制剂,是VEGF的靶向拮抗剂,其针对GBM的治疗效果饱受期待。然而,RTOG 0825和AVAglio两项Ⅲ期临床研究均证实,贝伐单抗虽能短期改善患者的生存状态,延长患者PFS,但并不能改善GBM患者的OS。由于贝伐单抗主要是作用于新生血管,也易抑制正常新生血管的形成,会导致一些不良反应。因此,应用贝伐单抗治疗的患者在短期内(1个月)不宜再次进行手术治疗,以免影响手术切口愈合。

(四)MET抑制剂

MET基因变异在继发性GBM中相对较多,而在原发性GBM中相对较少,因而针对MET的靶向治疗研究不如EGFR。国内江涛教授项目组在国际上率先报道了PTPRZ1::MET融合基因,确定了MET通路激活在继发性GBM中扮演重要角色,并设计了MET小分子抑制剂伯瑞替尼(PLB-1001),Ⅰ期临床试验结果显示伯瑞替尼能显著改善患者的随访终点。

八、电场治疗

肿瘤电场治疗(tumor treating fields,TTF)是一种通过抑制肿瘤细胞有丝分裂发挥抗肿瘤作用的物理治疗方法,用于脑胶质瘤的电场治疗系统是一种便携式无创设备,通过贴敷于头皮的转换片产生中频低场强肿瘤治疗电场。2017年 Journal of the American Medical Association 发布了一项关于新诊断GBM电场治疗的随机对照Ⅲ期临床试验,研究显示电场治疗联合TMZ辅助化疗与TMZ单纯化疗相比,可以显著延长患者中位生存期及提高5年生存率,而不增加治疗相关的全身毒性,同时还能提高患者健康相关生活质量(health-related quality of life,HRQL)。因此,目前认为电场治疗安全有效,可推荐用于新诊断GBM的辅助治疗。

九、免疫治疗

肿瘤免疫治疗是应用免疫学原理和方法,提高肿瘤细胞的免疫原性和对效应细胞杀伤的敏感性,激发和增强机体抗肿瘤免疫应答,并应用免疫细胞和效应分子输注入宿主体内,协同机体免疫系统杀伤肿瘤、抑制肿瘤生长。

程序性细胞死亡因子1(programmed death-1,PD-1)是一种共刺激分子,属于 CD28/CTLA-4 家族。程序性细胞死亡因子配体(programmed death ligand-1,PD-L1)广泛分布于组织中,与 PD-1 结合后通过抑制 T、B 细胞活性来防止自身免疫疾病的发生。PD-1/PD-L1 是肿瘤细胞逃离机体免疫杀伤的重要免疫抑制靶点,目前研究证实,在脑胶质瘤病灶中存在相当数量的肿瘤浸润淋巴细胞,而且与低级别脑胶质瘤相比,GBM 中的 PD-1/PD-L1 表达量明显升高,这成为抗 PD-1/PD-L1 治疗脑胶质瘤的理论基础。PD-1 抑制剂包括纳武单抗(nivolumab,opdivo)、帕姆单抗(pembrolizumab,keytruda),PD-L1 抑制剂包括阿替珠单抗(atezolizumab)、度伐单抗(durvalumab)、阿维单抗(avelumab)等。

目前,关于 PD-1/PD-L1 抑制剂治疗原发和复发 GBM 的多项临床试验正在进行之中。CheckMate-143 研究是首个 PD-1 抑制剂治疗 GBM 的随机Ⅲ期临床试验,该试验入组患者为放疗和 TMZ 治疗后首次复发的 GBM 患者。2017 年 4 月公布的研究结果显示:与贝伐单抗治疗对照组相比,纳武单抗并不能使复发 GBM 患者在 OS 上显著获益。

CheckMate-498 研究是一项随机、多中心Ⅲ期临床试验,在 MGMT 非甲基化的新诊断 GBM 患者中比较纳武单抗 + 放疗组与 TMZ+ 放疗组的疗效和安全性差异。该研究中,患者手术后被随机分为两组。纳武单抗 + 放疗组患者接受每 2 周 1 次的纳武单抗静脉滴注,随后变为每 4 周 1 次的纳武单抗维持治疗,直到疾病进展或出现不可接受的毒性;对照组接受 TMZ 化疗 +

放疗。2019 年 5 月公布的研究结果显示，纳武单抗 +放疗组较对照组未能明显改善患者 OS。

CheckMate-548 也是一项随机、多中心Ⅲ期临床试验，在 MGMT 启动子甲基化的新诊断 GBM 患者中评估纳武单抗联合标准方案（TMZ+ 放疗）相对于单纯标准方案的疗效和安全性。2019 年 9 月公布的研究结果显示，与标准方案相比，纳武单抗联合标准方案未能显著改善患者 PFS，该研究仍在按计划进行，用以评估另一个主要终点——患者 OS 的差异。

2022 年 11 月，*JAMA Oncology* 发表了一项树突细胞疫苗疗法 DCVax-L 治疗新诊断或复发 GBM 患者的Ⅲ期临床试验研究结果。该研究主要终点结果显示，与标准方案相比，接受 DCVax-L 治疗的 GBM 患者的生存期显著延长。这是近 20 年来首个证明免疫疗法可成功延长新诊断 GBM 患者生存期的Ⅲ期研究，也是近 30年来首个显著延长复发 GBM 患者生存期的Ⅲ期研究。

因此，随着研究进展，免疫治疗作为一项全新治疗手段，将会在脑胶质瘤领域取得更大突破，免疫治疗与现有治疗方式联合有望成为治疗脑胶质瘤的重要手段之一。

高级别脑胶质瘤即使经过了手术全切除，其复发率仍然很高，术后辅助治疗一直是临床医师和研究人员关注的热点。表 4-2 总结了近年来高级别脑胶质瘤术后辅助治疗的相关Ⅱ~Ⅲ期临床试验，包括单独放疗、放疗或辅助化疗、同步放化疗 + 辅助化疗等。

高级别脑胶质瘤的诊疗流程

如上文所述，高级别脑胶质瘤经多个临床试验总结后，目前已经形成了较为统一的治疗方案，而临床医师可根据患者具体情况进行调整。成人型弥漫性高级别脑胶质瘤的临床诊疗流程见图 4-4。

表 4-2　高级别脑胶质瘤术后辅助治疗临床试验汇总

	临床试验	设计	纳入标准	治疗方案	研究结果
3 级脑胶质瘤	EORTC 26951 (van den Bent M J. *J Clin Oncol*.2013)	Ⅲ 期 (*n*=368)	新诊断的 3 级少突胶质细胞瘤	单独放疗 *vs.* 放疗 + PCV 化疗	放疗 +PCV 可以有效提升 OS（42.3 个月 *vs.* 30.6 个月）；1p19q 缺失患者从 PCV 中获益更多
	RTOG 9402 (Gregory Cairncross. *J Clin Onco*.2013)	Ⅲ 期 (*n*=291)	新诊断的 3 级少突胶质细胞瘤	单独放疗 *vs.* PCV 化疗 + 放疗	PCV 化疗 + 放疗显著提高 1p19q 联合缺失患者生存（14.7 年 *vs.* 7.3 年）
	NOA-04 (Wick W. *J Neuro Oncol*.2016)	Ⅲ 期 (*n*=318)	3 级脑胶质瘤	标准放疗 *vs.* PCV/TMZ	在任何亚组，放疗与化疗的疗效没有显著差异；分子诊断优于组织学诊断
	CATNON (Bent M J. *Lancet Oncology*.2021)	Ⅲ 期 (*n*=751)	非 1p/19q 联合性缺失的 3 级脑胶质瘤	单独放疗；放疗 + 同步 TMZ；放疗 + 辅助 TMZ；同步放化疗 + 辅助化疗	相比无辅助或同步 TMZ 化疗，辅助 TMZ 化疗生存期显著提高（82.3 个月 *vs.* 42.9 个月）

续表

临床试验		设计	纳入标准	治疗方案	研究结果
3级脑胶质瘤	RTOG 9813 (Chang S. Neuro Oncol.2017)	Ⅲ期 (n=196)	3级星形细胞瘤	放疗+TMZ vs.放疗+亚硝基脲	两组患者的OS无显著差异;放疗+TMZ组耐受性较好
	CODEL (Kurt A. Jaeckle. Neuro Oncol.2021)	Ⅲ期 (进行中)	1p/19q联合缺失3级胶质瘤	放疗 vs. TMZ化疗 vs.放疗联合TMZ化疗	单独TMZ化疗与较差的PFS相关
胶质母细胞瘤	ASPECT (Westphal M. Lancet Oncol.2013)	Ⅲ期 (n=250)	新诊断胶质母细胞瘤	腺病毒基因治疗 (更昔洛韦)	使用腺病毒基因治疗结合更昔洛韦可以在某种程度上延长生存期,但未提高生存率
	AVAglio (Chinot O L. N Engl J Med.2014)	Ⅲ期 (n=921)	新诊断胶质母细胞瘤	放疗+TMZ+贝伐单抗 vs.放疗+TMZ+安慰剂	贝伐单抗能够延长患者的PFS,但不能改善患者OS.且贝伐单抗组的不良事件率更高
	RTOG 0825 (Gilbert M R. N Engl J Med.2014)	Ⅲ期 (n=978)	新诊断胶质母细胞瘤	放疗+TMZ+贝伐单抗 vs.放疗+TMZ+安慰剂	贝伐单抗不能改善患者OS,能延长患者PFS,但不良事件率高

续表

	临床试验	设计	纳入标准	治疗方案	研究结果
胶质母细胞瘤	EF-14（Stupp R. JAMA.2015）	III期（n=315）	新诊断胶质母细胞瘤	TMZ vs. TMZ+TTF	TTF 和 TMZ 联用比单独化疗明显改善患者 PFS 和 OS
	CeTeG/NOA-09（Herrlinger U. Lancet.2019）	III期（n=141）	新诊断胶质母细胞瘤，MGMT 启动子甲基化	洛莫司汀 +TMZ vs. TMZ	洛莫司汀 +TMZ 组的 OS 有所延长（48.1 个月 vs. 31.4 个月）
	NCT01480479（Weller M. Lancet Oncol.2017）	III期（n=745）	胶质母细胞瘤 EGFRv III	多肽疫苗（rindopepimut）（靶向 EGFRv III 的疫苗）vs. 安慰剂	多肽疫苗（rindopepimut）未延长生存期
	NCT00916409（Taphoorn M J B. JAMA Oncol.2018）	III期（n=695）	胶质母细胞瘤	TMZ vs. TMZ+TTF	TTF 和 TMZ 联用比单独化疗明显改善患者 PFS 和 OS；除皮肤瘙痒和疼痛外，不影响角色、社交和身体功能

续表

临床试验	设计	纳入标准	治疗方案	研究结果
胶质母细胞瘤	NCT0004**5968**（Liau L M. *J Transl Med.*2018）	Ⅲ期（*n*=331）	新诊断胶质母细胞瘤	TMZ + DCVax-L vs. TMZ + 安慰剂	DCVax-L 是可行和安全的，并可能延长生存期
	NCT0004**5968**（Liau L M. *JJAMA Oncol.*2022）	Ⅲ期（*n*=331）	新诊断胶质母细胞瘤与复发胶质母细胞瘤	TMZ + DCVax-L vs. TMZ + 安慰剂	与标准方案相比，接受 DCVax-L 治疗的新诊断 GBM 患者的中位总生存期显著延长（19.3 个月 vs. 16.5 个月），复发 GBM 患者中的结果与之类似（13.2 个月 vs. 7.8 个月）

注：OS. 总生存期；mOS. 中位总生存期；FFS. 无进展生存期；PCV. 甲基苄肼、洛莫司汀、长春新碱联合应用；TMZ. 替莫唑胺；TTF. 肿瘤电场治疗。

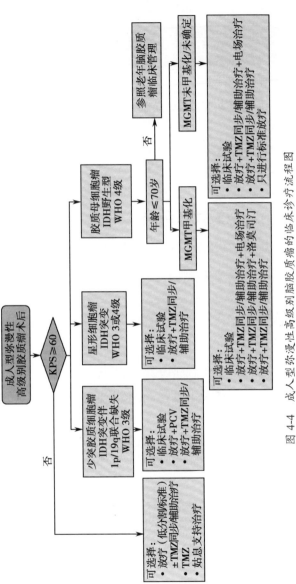

图 4-4 成人型弥漫性高级别脑胶质瘤的临床诊疗流程图

KPS. 功能状态评估；TMZ. 替莫唑胺；PCV. 甲基苄肼，洛莫司汀，长春新碱联合应用。

推荐意见汇总

推荐意见	证据级别	推荐等级
诊断与评估		
KPS、神经功能、年龄和切除程度均与患者预后相关	1 级	A
miR-181d 表达状态可以预测 GBM 对 TMZ 化疗的敏感性	3 级	B
手术治疗		
手术以最大范围安全切除为目的	2 级	B
推荐常规神经影像导航、功能神经影像导航	2 级	B
推荐术中神经电生理监测技术和术中 MRI 实时影像导航	1 级	A
放疗与化疗		
推荐术后尽早开始放疗	3 级	B
适形放疗技术可降低晚期并发症发生率	2 级	B
MRI 结合 PET 检查比单独 MRI 检查更能准确界定放疗靶区	1 级	A
对肿瘤体积较大和 / 或位于重要功能区及 CNS WHO 3 级间变性脑胶质瘤,可适当降低照射总剂量	1 级	A
对间变性脑胶质瘤,推荐行放疗加同步 / 辅助 TMZ 化疗,放疗联合 PCV 化疗,或参加可行的临床试验	1 级	A
具有 1p/19q 联合缺失的间变性少突胶质细胞瘤,推荐进行放疗和 PCV 方案化疗	1 级	A

续表

推荐意见	证据级别	推荐等级
对成人新诊断 GBM，强烈推荐术后放疗联合 TMZ［75mg/(m²·d)］同步化疗，并随后 6 个周期 TMZ 辅助化疗	1 级	A
对 GBM，贝伐单抗虽能短期改善患者的生存状态，延长患者的 PFS，但并不能改善 GBM 患者的 OS	1 级	A
肿瘤电场治疗推荐用于新诊断 GBM	1 级	A

注：KPS. 功能状态评估；GBM. 胶质母细胞瘤；OS. 总生存期；PFS. 无进展生存期；PCV. 甲基苄肼、洛莫司汀、长春新碱联合应用；TMZ. 替莫唑胺；MRI. 磁共振成像；PET. 正电子发射体层成像。

推荐阅读

［1］BAO Z S, CHEN H M, YANG M Y, et al. RNA-seq of 272 gliomas revealed a novel, recurrent PTPRZ1-MET fusion transcript in secondary glioblastomas. Genome Res, 2014, 24 (11): 1765-1773.

［2］BELLO L, GAMBINI A, CASTELLANO A, et al. Motor and language DTI Fiber Tracking combined with intraoperative subcortical mapping for surgical removal of gliomas. Neuroimage, 2008, 39 (1): 369-382.

［3］CABRERA A R, KIRKPATRICK J P, FIVEASH J B, et al. Radiation therapy for glioblastoma: Executive summary of an American Society for Radiation Oncology Evidence-Based Clinical Practice Guideline. Pract Radiat Oncol, 2016, 6 (4): 217-225.

［4］CAIRNCROSS G, WANG M, SHAW E, et al. Phase Ⅲ trial of chemoradiotherapy for anaplastic oligodendroglioma: long-term results of RTOG 9402. J Clin Oncol, 2012, 31 (3): 337-343.

［5］ CAIRNCROSS G, WANG M, SHAW E, et al. Phase Ⅲ trial of chemoradiotherapy for anaplastic oligodendroglioma: long-term results of RTOG 9402. J Clin Oncol, 2013, 31 (3): 337-343.

［6］ CHANG E L, AKYUREK S, AVALOS T, et al. Evaluation of peritumoral edema in the delineation of radiotherapy clinical target volumes for glioblastoma. Int J Radiat Oncol Biol Phys, 2007, 68 (1): 144-150.

［7］ CHINOT O L, WICK W, MASON W, et al. Bevacizumab plus radiotherapy-temozolomide for newly diagnosed glioblastoma. N Engl J Med, 2014, 370 (8): 709-722.

［8］ CLOUGHESY T F, MOCHIZUKI A Y, ORPILLA J R, et al. Neoadjuvant anti-PD-1 immunotherapy promotes a survival benefit with intratumoral and systemic immune responses in recurrent glioblastoma. Nat Med, 2019, 25 (3): 477-486.

［9］ DI STEFANO A L, FUCCI A, FRATTINI V, et al. Detection, characterization, and inhibition of FGFR-TACC fusions in IDH wild-type glioma. Clin Cancer Res, 2015, 21 (14): 3307-3317.

［10］ DUFFAU H. Is supratotal resection of glioblastoma in noneloquent areas possible? World Neurosurg, 2014, 82 (1-2): e101-e103.

［11］ FRANCESCHI E, CAVALLO G, LONARDI S, et al. Gefitinib in patients with progressive high-grade gliomas: a multicentre phase Ⅱ study by Gruppo Italiano Cooperativo di Neuro-Oncologia (GICNO). Br J Cancer, 2007, 96 (7): 1047-1051.

［12］ FRANCIS J M, ZHANG C Z, MAIRE C L, et al. EGFR variant heterogeneity in glioblastoma resolved through singlenucleus sequencing. Cancer Discov, 2014, 4 (8): 956-971.

［13］ GILBERT M R, DIGNAM J J, ARMSTRONG T S, et al. A randomized trial of bevacizumab for newly diagnosed glioblastoma. N Engl J Med, 2014, 370 (8): 699-708.

［14］GILBERT M R, WANG M, ALDAPE K D, et al. Dose-dense temozolomide for newly diagnosed glioblastoma: a randomized phase Ⅲ clinical trial. J Clin Oncol, 2013, 31 (32): 4085-4091.

［15］HEGI M E, DISERENS A C, GORLIA T, et al. MGMT gene silencing and bencfit from temozolomide in glioblastoma. N Engl J Med, 2005, 352 (10): 997-1003.

［16］HERRLINGER U, TZARIDIS T, MACK F, et al. Lomustine-temozolomide combination therapy versus standard temozolomide therapy in patients with newly diagnosed glioblastoma with methylated MGMT promoter (CeTeG/NOA-09): a randomised, open-label, phase 3 trial. Lancet, 2019, 393 (10172): 678-688.

［17］HERRMANN K, CZERNIN J, CLOUGHESY T, et al. Comparison of visual and semiquantitative analysis of 18F-FDOPA-PET/CT for recurrence detection in glioblastoma patients. Neuro Oncol, 2014, 16 (4): 603-609.

［18］HU H, MU Q, BAO Z, et al. mutational landscape of secondary glioblastoma guides MET-Targeted Trial in brain tumor. Cell, 2018, 175 (6): 1665-1678.

［19］HUTTERER M, NOWOSIELSKI M, PUTZER D, et al.[18F]-fluoro-ethyl-L-tyrosine PET: a valuable diagnostic tool in neuro-oncology, but not all that glitters is glioma. Neuro Oncol, 2013, 15 (3): 341-351.

［20］Intergroup Radiation Therapy Oncology Group T, CAIRNCROSS G, BERKEY B, et al. Phase Ⅲ trial of chemotherapy plus radiotherapy compared with radiotherapy alone for pure and mixed anaplastic oligodendroglioma: Intergroup Radiation Therapy Oncology Group Trial 9402. J Clin Oncol, 2006, 24 (18): 2707-2714.

［21］JANSEN N L, SCHWARTZ C, GRAUTE V, et al. Prediction of oligodendroglial histology and LOH 1p/19q using dynamic [(18) F] FET-PET imaging in intracranial WHO grade Ⅱ and Ⅲ gliomas. Neuro Oncol, 2012, 14 (12):

1473-1480.

［22］KRETH F W, THON N, SIMON M, et al. Gross total but not incomplete resection of glioblastoma prolongs survival in the era of radiochemotherapy. Ann Oncol, 2013, 24 (12): 3117-3123.

［23］KUMAR A, CHANDRA P S, SHARMA B S, et al. The role of neuronavigation-guided functional MRI and diffusion tensor tractography along with cortical stimulation in patients with eloquent cortex lesions. Br J Neurosurg, 2014, 28 (2): 226-233.

［24］LASORELLA A, SANSON M, IAVARONE A. FGFR-TACC gene fusions in human glioma. Neuro Oncol, 2017, 19 (4): 475-483.

［25］LAWS E R, PARNEY I F, HUANG W, et al. Survival following surgery and prognostic factors for recently diagnosed malignant glioma: data from the Glioma Outcomes Project. J Neurosurg, 2003, 99 (3): 467-473.

［26］LIAU L M, ASHKAN K, BREM S, et al. Association of autologous tumor lysate-loaded dendritic cell vaccination with extension of survival among patients with newly diagnosed and recurrent glioblastoma: a phase 3 prospective externally controlled cohort trial. JAMA Oncol, 2022, e225370.

［27］LIAU L M, ASHKAN K, TRAN D D, et al. First results on survival from a large phase 3 clinical trial of an autologous dendritic cell vaccine in newly diagnosed glioblastoma. J Transl Med, 2018, 16 (1): 142.

［28］MALMSTROM A, GRONBERG B H, MAROSI C, et al. Temozolomide versus standard 6-week radiotherapy versus hypofractionated radiotherapy in patients older than 60 years with glioblastoma: the Nordic randomised, phase 3 trial. Lancet Oncol, 2012, 13 (9): 916-926.

［29］MANABE O, HATTORI N, YAMAGUCHI S, et al. Oligodendroglial component complicates the prediction of tumour grading with metabolic imaging. Eur J Nucl Med

Mol Imaging, 2015, 42 (6): 896-904.

[30] PARKER J J, DIONNE K R, MASSARWA R, et al. Gefitinib selectively inhibits tumor cell migration in EGFR-amplified human glioblastoma. Neuro Oncol, 2013, 15 (8): 1048-1057.

[31] RAIZER J J, ABREY L E, LASSMAN A B, et al. A phase II trial of erlotinib in patients with recurrent malignant gliomas and nonprogressive glioblastoma multiforme postradiation therapy. Neuro Oncol, 2010, 12 (1): 95-103.

[32] RAPP M, HEINZEL A, GALLDIKS N, et al. Diagnostic performance of 18F-FET PET in newly diagnosed cerebral lesions suggestive of glioma. J Nucl Med, 2013, 54 (2): 229-235.

[33] REARDON D A, DESJARDINS A, VREDENBURGH J J, et al. Rindopepimut with bevacizumab for patients with relapsed EGFRv III-expressing glioblastoma (ReACT): results of a double-blind randomized phase II trial. Clin Cancer Res, 2020, 26 (7): 1586-1594.

[34] SANAI N, POLLEY M Y, MCDERMOTT M W, et al. An extent of resection threshold for newly diagnosed glioblastomas. J Neurosurg, 2011, 115 (1): 3-8.

[35] SINGH D, CHAN J M, ZOPPOLI P, et al. Transforming fusions of FGFR and TACC genes in human glioblastoma. Science, 2012, 337 (6099): 1231-1235.

[36] STUMMER W, PICHLMEIER U, MEINEL T, et al. Fluorescence-guided surgery with 5-aminolevulinic acid for resection of malignant glioma: a randomised controlled multicentre phase III trial. Lancet Oncol, 2006, 7 (5): 392-401.

[37] STUPP R, HEGI M E, MASON W P, et al. Effects of radiotherapy with concomitant and adjuvant temozolomide versus radiotherapy alone on survival in glioblastoma in a randomised phase III study: 5-year analysis of the EORTC-NCIC trial. Lancet Oncol, 2009, 10 (5): 459-466.

[38] STUPP R, MASON W P, VAN DEN BENT M J, et al.

Radiotherapy plus concomitant and adjuvant temozolomide for glioblastoma. N Engl J Med, 2005, 352 (10): 987-996.

[39] STUPP R, TAILLIBERT S, KANNER A A, et al. Maintenance therapy with tumor-treating fields plus temozolomide vs temozolomide alone for glioblastoma: a randomized clinical trial. JAMA, 2015, 314 (23): 2535-2543.

[40] STUPP R, TAILLIBERT S, KANNER A, et al. Effect of tumor-treating fields plus maintenance temozolomide vs maintenance temozolomide alone on survival in patients with glioblastoma: a randomized clinical trial. JAMA, 2017, 318 (23): 2306-2316.

[41] SUN M Z, OH T, IVAN M E, et al. Survival impact of time to initiation of chemoradiotherapy after resection of newly diagnosed glioblastoma. J Neurosurg, 2015, 122 (5): 1144-1150.

[42] TAPHOON M J B, DIRVEN L, KANNER A A, et al. Influence of Treatment with tumor-treating fields on health-related quality of life of patients with newly diagnosed glioblastoma: a secondary analysis of a randomized clinical trial. JAMA oncology, 2018, 4 (4): 495-504.

[43] TAPHOORN M J B, DIRVEN L, KANNER A A, et al. Influence of treatment with tumor-treating fields on healthrelated quality of life of patients with newly diagnosed glioblastoma: a secondary analysis of a randomized clinical trial. JAMA Oncol, 2018, 4 (4): 495-504.

[44] TOUAT M, IDBAIH A, SANSON M, et al. Glioblastoma targeted therapy: updated approaches from recent biological insights. Ann Oncol, 2017, 28 (7): 1457-1472.

[45] VAN DEN BENT M J, BAUMERT B, ERRIDGE S C, et al. Interim results from the CATNON trial (EORTC study 26053-22054) of treatment with concurrent and adjuvant temozolomide for 1p/19q non-co-deleted anaplastic glioma: a phase 3, randomised, open-label intergroup study. Lancet, 2017, 390 (10103): 1645-1653.

［46］ VAN DEN BENT M J, BRANDES A A, TAPHOORN M J, et al. Adjuvant procarbazine, lomustine, and vincristine chemotherapy in newly diagnosed anaplastic oligodendroglioma: long-term follow-up of EORTC brain tumor group study 26951. J Clin Oncol, 2013, 31 (3): 344-350.

［47］ VAN DEN BENT M J, TESILEANU C M S, WICK W, et al. Adjuvant and concurrent temozolomide for 1p/19q non-co-deleted anaplastic glioma (CATNON; EORTC study 26053-22054): second interim analysis of a randomised, open-label, phase 3 study. Lancet Oncol, 2021, 22 (6): 813-823.

［48］ WALTER F, CLOUGHESY T, WALTER M A, et al. Impact of 3, 4-dihydroxy-6-18F-fluoro-L-phenylalanine PET/CT on managing patients with brain tumors: the referring physician's perspective. J Nucl Med, 2012, 53 (3): 393-398.

［49］ WELLER M, BUTOWSKI N, TRAN D D, et al. Rindopepimut with temozolomide for patients with newly diagnosed, EGFRvⅢ-expressing glioblastoma (ACT IV): a randomised, double-blind, international phase 3 trial. Lancet Oncol, 2017, 18 (10): 1373-1385.

［50］ WELLER M, VAN DEN BENT M, HOPKINS K, et al. EANO guideline for the diagnosis and treatment of anaplastic gliomas and glioblastoma. Lancet Oncol, 2014, 15 (9): e395-e403.

［51］ WEN P Y, MACDONALD D R, REARDON D A, et al. Updated response assessment criteria for high-grade gliomas: response assessment in neuro-oncology working group. J Clin Oncol, 2010, 28 (11): 1963-1972.

［52］ WU J S, GONG X, SONG Y Y, et al. 3. 0-T intraoperative magnetic resonance imaging-guided resection in cerebral glioma surgery: interim analysis of a prospective, randomized, tripleblind, parallel-controlled trial. Neurosurg, 2014, 61 Suppl 1: 145-154.

［53］ WU J S, ZHOU L F, TANG W J, et al. Clinical evaluation

and follow-up outcome of diffusion tensor imaging-based functional neuronavigation: a prospective, controlled study in patients with gliomas involving pyramidal tracts. Neurosurg, 2007, 61 (5): 935-948.

[54] YANG P, CAI J, YAN W, et al. Classification based on mutations of TERT promoter and IDH characterizes subtypes in grade II/III gliomas. Neuro Oncol, 2016, 18 (8): 1099-1108.

[55] YUNG W K, VREDENBURGH J J, CLOUGHESY T F, et al. Safety and efficacy of erlotinib in first-relapse glioblastoma: a phase II open-label study. Neuro Oncol, 2010, 12 (10): 1061-1070.

[56] ZHANG W, ZHANG J, HOADLEY K, et al. miR-181d: a predictive glioblastoma biomarker that downregulates MGMT expression. Neuro Oncol, 2012, 14 (6): 712-719.

[57] ZINN P O, COLEN R R, KASPER E M, et al. Extent of resection and radiotherapy in GBM: A 1973 to 2007 surveillance, epidemiology and end results analysis of 21, 783 patients. Int J Oncol, 2013, 42 (3): 929-934.

第五章

功能区脑胶质瘤的临床管理

一、概述

脑胶瘤呈浸润性生长,当肿瘤累及感觉、运动、语言、视觉及其他高级认知功能相关的皮质或皮质下结构时,即可定义为功能区脑胶质瘤。

(一)感觉运动相关功能区

1. 感觉功能区 初级感觉区位于中央沟和中央后沟之间的中央后回。

2. 运动功能区 主要包括初级运动区(primary motor area)、运动前区(premotor area)和辅助运动区(又称补充运动区)(supplementary motor area)。

(1)初级运动区:位于中央沟和中央前沟之间的中央前回,上宽下窄,解剖上可不连续(被额中回分为上、下两部分)。

(2)运动前区:位于额叶外侧面,占据部分额上回、额中回和中央前回,同初级运动区一样,运动前区也是上宽下窄。

(3)辅助运动区:位于旁中央小叶的前部和额上回内侧面后部,运动前区上方,个体间存在一定差异,功能上可分为前后两个部分,偏后的部分与运动功能相关。

（二）语言相关功能区

1. 运动性语言功能区（Broca 区） 主要包括优势半球额下回的盖部、三角部，以及中央后回近侧裂处。运动性语言功能区的主要功能与语言的形成、启动和协调各发音器官运动有关。一般认为三角部与语义有关，盖部与语音有关。最新观点认为，运动性语言功能区同时也参与了词语的检索与提取、音韵整合、语音的工作记忆、认知控制等高级语言功能。运动性语言功能区损伤后通常引起运动性失语，即言语表达障碍。

2. 感觉性语言功能区（Wernicke 区） 狭义上的感觉性语言功能区仅对应优势半球颞上回后部 1/3 区域，广义上的感觉性语言功能区还包括缘上回和角回。感觉性语言功能区主要参与声音的辨别和理解，损伤后可出现感觉性失语，即言语理解障碍，同时其产生的语言也难以被理解。

（三）高级认知功能相关功能区

高级认知功能主要包括记忆、情感、执行、计算和视觉空间感觉等。记忆功能主要累及内侧颞叶（海马系统）、背外侧前额叶、间脑（乳头体和丘脑）和杏仁核等结构；情感功能主要与眶额叶、腹内侧前额叶和边缘系统等皮质结构有关；执行功能主要集中于背外侧前额叶皮质和顶叶皮质；视觉空间感觉功能主要由顶叶皮质和枕叶皮质负责，空间感知功能主要位于顶叶的上部，如顶叶缘上回病变易导致偏侧忽视，且右侧病灶比左侧病灶更为常见和严重。

（四）运动、语言皮质下传导束解剖

1. 皮质脊髓束 皮质脊髓束是运动相关的皮质下传导束，发自大脑皮质许多区域（主要是 Brodmann 分区 4、6、3、1、2 等）的第 V 层锥体细胞；其中粗纤维为第 4 区第 V 层深部的大锥体细胞（Betz 细胞）的轴突；

而细纤维则由 Ⅴa 层的小型神经元发出,此束经内囊后肢的前部下行。

2. **语言相关的皮质下传导束**　脑内与语言相关的几个重要白质通路如下:

(1)弓状束:为上纵束的一部分,起自颞上回的尾侧部分,绕过外侧裂。在豆状核与岛叶上外侧前后走行;在内囊外侧,与其他上纵束一起终止于前额叶的背侧部分(Brodmann 分区 8 和 46)。弓状束的主要功能是传导语音系统信号。

(2)下枕额束:起自枕叶及颞叶的后外侧区,向前走行在侧脑室颞角外侧壁的外上方,经过岛叶内侧外囊的前底,到达眶额及前额叶的背外侧,其功能是参与语义系统的传输。

(3)扣带下束:内侧扣带下束的嘴侧部分位于额角外侧壁(Broca 区的深部),包含由扣带回和辅助运动区向尾状核投射的纤维。该传导束损伤后通常会导致经皮质运动性失语。

(4)额顶语言环路:作为发音的最后通路,通常位于口部运动区和前岛叶深部,电刺激会诱发发音障碍。

(5)额斜束:连接辅助运动区与 Broca 区,参与语言输出功能,该纤维束的损伤可引起顽固性语言表达障碍。

(五)关于脑功能区定位的新观点

现代认知神经科学认为大脑的功能区分布是一个高度复杂的网络化结构,即连接化理论(brain connectivity),各部分之间既相对独立又高度统一,所有的认知功能都是在这个巨大网络内互动的结果——连接组学(connectome)。该网络结构认知对神经外科的启示有以下几点:①某功能网络中的任何一点损伤都可能会造成某种认知功能的异常,如语言、记忆等;②局限于某个位置的损伤可能会造成与此相关的多个网络的损伤,从而导致多种认知功能的异常;③如果网络中的其他部分可以代偿或重组其功能,则某一处的损伤可能只会引起很小的或短暂的功能异常;④特定的解剖位置可能针对某种认知功能有相对的(并非绝对的)特异性。

一般认为与临床密切相关的相对独立的网络结构包括:①以左侧外侧裂周围区域为主的语言网络;②以右侧额顶区域为主的空间识别网络;③颞枕部的面部及物体识别网络;④贮存长期记忆的边缘系统;⑤与注意和行为有关的前额叶网络。以上各网络结构在个体间差异较大,所以在手术时需要对每个患者进行单独确认。

脑功能网络具有拓扑性质。拓扑描述的是几何图形或空间在连续改变形状后还能保持不变的性质。脑功能网络拓扑结构的稳定是其发挥正常功能的基础,当大脑占位性病变引起局部结构形状改变,但拓扑性质没有改变时,脑功能网络可以保持正常功能;当大脑占位性病变引起局部结构改变,脑网络拓扑结构发生改变时(即重要节点损伤,或节点间的连接损伤,或信息传递路径发生改变),导致脑网络拓扑属性发生改变,引起功能障碍;而在皮质和皮质下结构重塑,网络重排,使得拓扑网络被还原或近似还原,继而恢复原有的拓扑属性时,功能会逐渐恢复。

因此,利用术前影像学技术探究脑功能网络的重要节点分布并指导手术计划制定,利用术中电生理技术明确重要节点分布及重要节点间的连接情况并指导肿瘤切除,以及利用经颅磁刺激等设备针对重要节点进行刺激,促进术后功能恢复,是未来功能区脑胶质瘤手术的发展方向。

二、功能区脑胶质瘤的手术特点

由于功能区脑胶质瘤易造成患者神经功能障碍，手术也可带来神经功能损伤，因此功能区脑胶质瘤的手术方式较为特殊。目前国际上主要推荐采用唤醒麻醉的手术方式切除功能区脑胶质瘤。在唤醒患者后，利用直接电刺激的方法对患者手术区域内的皮质及皮质下结构进行功能定位，明确功能区分布后，在最大安全范围内切除肿瘤。

当肿瘤侵入功能区时，均推荐采用唤醒手术下直接电刺激的方式进行功能区定位。直接电刺激定位准确度高，目前被认为是脑功能区定位的"金标准"，可充分定位运动、语言，以及部分高级认知功能相关皮质和皮质下区域；该技术存在较低的诱发癫痫风险，与刺激强度相关。

关于术中唤醒功能监测，需要患者配合完成对应的功能任务。这些用来监测功能的任务需具备简便性、可操作性、有效性等基本性质。因此，目前在术中常规对语言、感觉及运动功能进行监测与保护。针对特殊的高级认知功能，如情感、记忆、视觉空间感知等，不做常规要求。针对有特殊功能保护要求的患者，应进行个体化的任务设计，在不违反手术原则的条件下，尽可能保护患者的一切功能。

若手术不能满足唤醒麻醉条件，可退而求其次，选择全身麻醉下使用术中电生理监测技术进行功能定位，如使用躯体感觉诱发电位（somatosensory evoked potential，SEP）与运动诱发电位（motor evoked potential，MEP）等，同时推荐使用神经导航设备在术中实时指导手术切除，但此做法定位精度相对较差，术中易引起癫痫发作，仅限于肿瘤累及运动或感觉功能区的患者。

（一）唤醒麻醉下直接皮质电刺激与皮质诱发电位监测的比较（表 5-1）

表 5-1　唤醒麻醉下直接皮质电刺激（DCS）与皮质诱发电位监测（MEP/SEP）的比较

特点	直接皮质电刺激	皮质诱发电位监测
定位准确度	定位准确度高，目前为"金标准"	定位精度相对较差
安全情况	术中诱发癫痫的风险较低，主要与电刺激强度相关	术中不易引起癫痫发作
麻醉方式	唤醒麻醉（较复杂）	全身麻醉
定位范围	可充分定位运动、语言、部分高级认知功能累及皮质和皮质下区域	仅可对感觉、运动累及皮质区域进行粗定位
术后功能恢复	永久性功能障碍发生率为 2.0%~8.3%	永久性功能障碍发生率为 7.1%~31.0%

（二）唤醒麻醉手术的适应证与禁忌证

1. 适应证　主要包括：①累及脑功能区的胶质瘤；②年龄 ≥18 岁；③无明确的精神病史或严重精神症状；④意识清醒，认知功能基本正常，术前能配合完成指定任务；⑤自愿同意接受唤醒麻醉手术者。

2. 禁忌证　主要包括：①年龄<18 岁（相对禁忌）或心理发育迟滞的患者；②明确精神病史；③认知功能差，术前不能配合完成指定任务；④严重心、肺、肝、肾功能障碍，不能手术者；⑤其他不适合接受神经外科开颅手术的禁忌证；⑥拒绝接受唤醒麻醉手术者。

三、功能区脑胶质瘤的术前检查与功能评估

(一) 术前多模态影像学检查

术前神经影像学检查可以帮助临床医师了解病变侵袭范围及其与周围功能结构的关系,正确判定病变与脑功能区的相对边界,有利于制定个体化最优手术方案。

强烈推荐:MRI T_1、T_2、T_2/FLAIR、T_1 增强、血氧水平依赖(BOLD)、弥散张量成像(DTI)检查。

推荐:磁共振动脉血管成像(MRA)、磁共振静脉血管成像(MRV)、灌注加权成像(PWI)检查。

可推荐:磁共振波谱(MRS)、正电子发射计算机体层成像(PET/CT)、脑磁图(MEG)检查。

1. 术前常规影像学检查

(1)3D-T_1、T_2、T_2/FLAIR、T_1 增强像:可确定病灶范围、水肿及恶性程度。肿瘤侵袭区域和功能区的距离与患者的功能状态相关。

(2)时间飞跃磁共振血管成像(TOF-MRA):可观察病变与周围动脉的关系。

(3)MRV:了解病变与粗大引流静脉的关系。

(4)MRS:了解病变的代谢情况,有助于鉴别诊断及判断肿瘤的恶性程度。

(5)PWI:了解病变及周围的血流灌注情况。

2. 血氧水平依赖功能磁共振(BOLD-fMRI)　该技术具有无创伤性、无放射性、可重复性特点,且有较高的时间和空间分辨率;经处理可显示功能区域激活图。该技术可用于术前感觉运动区、语言区定位和优势半球定侧的支持证据,但当 MRI 提示肿瘤与运动功能区距离过近(<4mm)时,BOLD-fMRI 定位不准确的概率会明显增高,因此需谨慎对待此类患者的定位

结果。进一步研究发现,针对此类 BOLD-fMRI 无法准确定位的患者,可采用 ZOOMit-fMRI 替代 BOLD-fMRI 准确定位运动功能区。

　　基于任务的 fMRI:通常采用模块化设计(block design)扫描任务。①运动区激活检测任务:手指运动(或足背屈伸)与休息模块交替进行。运动任务通常采用手指握张运动或指定顺序的对指运动或足背屈伸运动来定位患者的手、脚运动感觉区。一般模块化设计的每组运动和休息模块时间不少于 20 秒,相邻的任务模块间隔时长不长于 128 秒。②语言区激活检测任务:语言任务和休息交替进行。语言任务通常采用图片命名或词汇联想、动词产生、句子判断等,可根据患者的文化程度、语言习惯及目标区域,选择不同的语言任务形式。通常的模块化设计中,任务模块和基线模块时间不少于 20 秒,相邻的任务模块间隔时间不长于 128 秒。

　　推荐检查的任务包括:①运动功能,握张任务;②语言功能,图片命名、动词联想;③视觉空间任务,三维心理旋转测试。

　　3. 弥散张量成像(DTI)及纤维束追踪　　DTI 及纤维束追踪有助于制定功能区脑胶质瘤的术前计划。利用成像水分子扩散的各向异性计算得到空间图像并可追踪纤维走行。通常是使用 1.5T 或 3.0T 的 MRI 成像设备,采用扩散加权的自旋回波平面回波成像技术采集图像,体素大小为 2mm × 2mm × 2mm,扫描方向超过 12 个(扫描方向数量推荐 ≥ 30 个方向),扫描时间约 5 分钟。常常根据累及功能区的不同选择性示踪,常用 DTI 技术显示的白质纤维包括皮质脊髓束、皮质脑干束和丘脑辐射(感觉运动相关)、上纵束、下纵束、下额枕束、钩束(语言相关)。

4. 其他功能影像技术

（1）正电子发射体层成像（PET）：是应用放射性核素作为示踪剂，通过测量相关局部大脑血流的变化来定位重要功能区，空间分辨率低且费用较高。

（2）脑磁图（MEG）和磁源性成像：是通过监测神经细胞兴奋时产生的磁场变化来定位功能皮质的无创检查方法，可用于运动和语言区定位。

（二）术前神经功能评估

应用客观的、被广泛接受的神经心理学量表不仅能评价患者的功能状态，更能使医师了解病变对患者的影响程度，为制定手术计划和术后康复方案提供依据。神经心理测试要应用标准化的材料和实验方法，所应用的各项量表一定要有正常范围、有较高的可重复性、时间较短（30~40 分钟）。

强烈推荐：功能状态评估（KPS）、爱丁堡利手检查、简易精神状态检查（mini mental status examination，MMSE）、蒙特利尔认知评估（MoCA）量表等。

推荐：韦氏成人／儿童智力测验、西部失语症检查（WAB）中文版、BOLD-fMRI 功能偏侧化指数、线段等分试验等。

可推荐：瓦达试验（Wada test）、中国康复研究中心失语症检查法（Chinese rehabilitation research center standard aphasia examination，CRRCAE）、日常生活活动（activities of daily living，ADL）评分、抑郁自评量表（SDS）、焦虑自评量表（SAS）、症状自评量表（SCL-90）等。

（三）术前宣教

经过术前神经影像、神经心理学等评估后，综合考虑制定手术计划，个性化选择术中功能监测任务。由手术医师、麻醉医师和神经心理医师详细向患者及其家属交代唤醒麻醉手术的相关事宜:①唤醒麻醉手术的流程;②术中唤醒下功能监测技术对脑功能区定位及保护的重要性;③手术及麻醉的潜在风险和并发症;④手术中可能存在的不适感,如口干、导尿造成的尿道不适(男性多见)、寒战、头部不适;⑤根据术中需要完成的任务给予患者指导和术前模拟练习。患者及其家属了解唤醒麻醉手术的风险和意义后,自愿接受唤醒手术并签署知情同意书。

四、手术室准备

(一)切口设计

根据病变的部位和功能区的位置设计切口,手术切口应超过病变和病变所累及的重要脑功能区,充分暴露监测"靶区"。基于以下因素综合考虑:①暴露病变及周围功能区,利于术中监测和功能定位保护;②对复发率高的脑胶质瘤要考虑二次手术可能;③功能区分布的个体间差异性;④皮下动脉、静脉窦、发髻等常规需要考虑的结构因素。

(二)手术体位

常采取侧卧位,以头架固定,头部应呈"嗅花位"(图 5-1),以便再次插管。若采取仰卧位,应严密注意,防范术中误吸的发生。选择的体位要尽可能保证患者术中舒适,摆好体位后使用保温毯,有助于减少患者唤醒后寒战及颅内压增高等。

(三)消毒铺巾

于患者肩部上方放置支撑架,铺单时注意隔离术野并留出术中观察区。应保证术中监测人员能清楚看到患者的面部、手部及下肢。若监测语言功能,可在患者视野内放置屏幕,尽量使患者视野中心与屏幕中心重合。

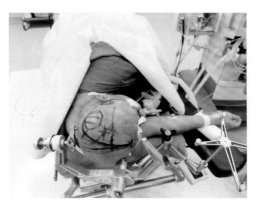

图 5-1　唤醒麻醉下的手术体位选择

（四）神经导航技术

推荐使用神经导航系统，将术前得到的结构和功能图像信息融入神经导航，注册参考架和参考点。可在神经导航的辅助下标出病变的体表投影，适当调整切口。

（五）其他需注意事项

1. 在术前准备期和术中非任务期播放轻音乐，以缓解患者的紧张情绪。

2. 近视的患者需要术中执行图片命名任务时，可佩戴眼镜或拉近屏幕距离，确保患者可以看到清晰的图像。

3. 有癫痫病史的患者术前应常规使用抗癫痫发作药物。

4. 患者在术前 3 日常规快速静脉滴注甘露醇（250ml，每 8 小时 1 次），以减少患者术中颅内压过高或脑膨出的风险。

五、唤醒麻醉技术

推荐采用双管喉罩置入及静脉麻醉药物靶控输

注技术结合局部阻滞麻醉。静脉靶控输注可控性好，易调整麻醉深度，停药后意识恢复快且完全，不良反应小。喉罩刺激性小，术中重新置入对体位要求不高，较气管插管容易，利于呼吸道管理，可有效避免术中高碳酸血症和误吸。为避免患者疼痛，应对头架固定钉和皮瓣切口、基底部及硬脑膜进行局部浸润麻醉，同时辅助头皮神经阻滞，利于患者在无痛、清醒状态下配合完成术中任务。

（一）采用喉罩控制气道的麻醉唤醒过程

1. 术前不使用苯巴比妥钠及其他可能影响术中清醒的镇静类药物；阿托品不推荐使用，可在术中静脉注射盐酸戊乙奎醚（长托宁）0.01~0.02mg/kg，抗胆碱效果好，口干效应不明显，且无心血管反应。

2. 麻醉诱导　丙泊酚靶控输注，初始血浆靶浓度为4~5mg/L，同时静脉滴注瑞芬太尼［靶控输注的效应室浓度3~4μg/L，或者持续静脉泵注0.1~0.2μg/（kg·min）］，待患者意识消失后置入喉罩。

3. 麻醉维持　仍用丙泊酚靶控输注，靶浓度为3~5mg/L，不用肌肉松弛药；以同步间歇指令通气模式控制呼吸。

4. 用0.25%罗哌卡因或丁哌卡因行头皮切口和固定架头钉处的局部浸润麻醉。

5. 推荐采取头部皮肤神经阻滞，利于清醒时镇痛及减少镇痛药物的剂量。可选择阻滞的神经包括枕大神经、枕小神经、耳颞神经、眶上神经。

6. 推荐应用脑电双频指数（bispectral index，BIS）监测患者的麻醉深度。

7. 硬脑膜用含有2%利多卡因的脑棉片局部浸润麻醉，同时丙泊酚靶控浓度根据清醒情况逐渐降至0.8~1.2mg/L。

8. 患者清醒后拔出喉罩,评定唤醒程度,个体化调整药物浓度,保持适当镇静,再剪开硬膜。清醒期推荐右美托咪定 0.1~0.2μg/(kg·h)持续静脉泵注镇静,具有效果好、可唤醒、呼吸抑制轻的特点。

9. 肿瘤切除后,提高丙泊酚靶浓度至 3~5mg/L,瑞芬太尼靶浓度至 3~5μg/L,重新置入喉罩,控制呼吸至手术结束;或者用丙泊酚保持镇静浓度至手术结束。

(二) 麻醉过程中的注意事项

1. 若患者术中出现癫痫发作,立即采用生理盐水或林格液的冰水混合液冲洗局部皮质降温。若癫痫持续发作超过 10 秒,应迅速加深麻醉,置入喉罩,保证患者气道通畅。

2. 开颅过程中,当头皮阻滞效果不满意时,选择性使用麻醉药物:瑞芬太尼(remifentanil)是强效镇痛以及轻度镇静的首选药物;丙泊酚(propofol)是次选,仅当患者出现明显焦虑和躁动时使用。注意:瑞芬太尼与丙泊酚联合应用可能明显抑制呼吸,同时影响循环的稳定。

3. 拔除喉罩前不要剪开硬脑膜,通过血管活性药、β 受体阻滞剂控制循环波动不超过基础值 20%;合并高颅压患者,可以在颅骨钻孔过程中使用甘露醇,避免患者拔除喉罩过程中出现脑肿胀或脑膨出。

4. 术中呼气末二氧化碳分压应控制在 30mmHg 左右,不超过 50mmHg。

六、术中操作技术

(一) 开颅过程

常规方法开颅,铣下骨瓣后,告知麻醉医师开始唤醒患者。用生理盐水冲洗硬脑膜表面后,使用 2% 利多卡因脑棉片覆盖 15~20 分钟。待患者苏醒、情绪稳定,并且达到贴敷时间后,剪开硬脑膜并四周悬吊硬脑膜(不可过度牵拉),硬膜外彻底止血。

(二)术中影像学技术

强烈推荐:神经导航技术。

推荐:可使用术中 MRI、术中超声等。

1. 神经导航技术 利用术前获得的结构及功能影像,辅助确定手术入路与定位目标区域。利用术中导航确定中央沟等重要解剖结构,有利于缩短术中功能监测的时间。漂移是目前术中导航的主要问题,分为注册过程设备误差造成的系统性漂移和脑组织移位造成的结构性漂移。

2. 术中 MRI 技术 术中 MRI 可以纠正脑移位、实时更新导航、判断肿瘤是否残留,以及显示功能区、纤维束与残留病变之间的位置关系,有助于提高胶质瘤的切除程度。唤醒麻醉和术中 MRI 两种技术的整合,有助于最大限度安全切除功能区脑胶质瘤。

在术中 MRI 环境下进行唤醒麻醉注意事项如下:

(1)确保术中无法撤离的设备或材料均为 MRI 兼容(如头架、导航架以及皮下针状电极、纱布等)。

(2)在 MRI 扫描前应层流半小时。

(3)术中 MRI 环境下进行唤醒麻醉需根据不同的唤醒方案选择不同的铺巾方式。目前国际上常用的唤醒麻醉方案包括监护麻醉(monitored anesthesia care,MAC)方案和睡眠 - 清醒 - 睡眠(asleep-awake-asleep,AAA)方案。

1)AAA 方案:即喉罩置入的方案,具有气道管理简单等优点,但其操作复杂,再次置入通气装置困难,对体位要求较高。该方案下的术中铺巾多采用标准的铺巾方式,即将头及上半身全部包裹在无菌袋中。

2)MAC 方案:具有随时唤醒、操作简单等优点,但术中 MRI 环境下气道管理困难。局部铺巾法可有效解决气道管理和手术无菌的难题,具体流程如下:首先将头皮和硬膜进行简单缝合,在术野上覆盖无菌单;再采用无菌粘贴膜固定,将术野周围多余的铺巾全部剪掉,仅保留术野周围 20~30cm 的范围,该方法可使患者的面部得以显露,便于气道管理。扫描结束后去除局部贴膜和铺巾,按照颅脑手术常规重新铺巾,继续手术。

3. 术中超声技术　术中超声操作简单,实时性好,能通过骨窗实时指导手术者对病变的定位,以及对切除程度的判定,易于推广。使用高频多普勒超声,还能同时提供病变周围及内部血流情况。超声造影可观察肿瘤血流灌注情况及增强特点,对识别边界有一定帮助。该技术的缺点为图像易受切面、空气、水肿带等影响。

(三)术中脑功能定位技术

强烈推荐:直接电刺激定位脑功能区皮质。

推荐:皮质体感诱发电位定位中央沟,运动诱发电位监测运动区,直接电刺激定位皮质下功能结构,神经导航结合术前 fMRI。

1. 直接电刺激的原理　通过对皮质和皮质下结构施加适当电流(双相方波),使局部神经元及其传导束的神经组织细胞去极化,引起局部神经组织的兴奋或抑制,表现为患者相应功能的兴奋或抑制。

2. 直接电刺激的刺激方法

(1)采用双极神经电刺激器(双极间隔 5mm)。刺激波形为双相方波,推荐刺激频率 50~60Hz,波宽0.8~1.0 毫秒,采用连续刺激模式。

(2)可根据脑电图监测出现后放电和产生神经功能活动情况确定最适宜的刺激电流强度。通常由 1mA

起始,以 0.5mA 的幅度逐渐增加刺激电流强度,直至诱发出阳性反应或脑电图发现后放电。运动区刺激电流不超过 8mA,其他区域刺激电流不超过 15mA。皮质下刺激通常需要比皮质刺激电流增加 1~2mA。

(3)按照一定规律依次刺激每个靶区(暴露的皮质)。循环刺激每个靶区至少 3 次。每次刺激持续时间:运动和感觉任务约 1 秒,语言和其他认知任务约 4 秒(具体依任务而定,最长不超过 6 秒)。

(4)切除病变的同时可根据情况实施皮质下电刺激,定位重要皮质下传导束。

(5)需要注意事项:对于刺激诱发出癫痫发作的部位,不得再以同样大小的电流刺激;不可连续 2 次刺激同一部位。

3. 直接电刺激的术中观察　刺激全程中应有专人(神经心理医师或专职护士)密切观察患者的反应,判断患者是否出现阳性反应及阳性反应的相应类型。若同样位置 3 次刺激中出现 2 次及 2 次以上的阳性表现,可认为是阳性反应区域。观察者还需密切观察患者是否出现癫痫发作,发作时应立即采取措施控制。

4. 直接电刺激术中标记与记录　用无菌标签标记出现阳性反应的刺激区域位置,同时记录阳性反应表现;阴性反应区域只需要记录位置信息,不需要标记。

5. 术中任务及阳性表现

推荐:运动、感觉、计数、图片命名。

可推荐:计算、阅读、线段等分。

(1)运动区监测:患者全身放松,充分暴露刺激对侧的上肢及面部。运动区阳性表现为对侧肢体或面部相应部位肌肉出现不自主动作,同时可记录到肌电活动;电刺激运动前区或辅助运动区可能引起复杂运动或引起运动停止。运动区皮质下需要监测和保护的重要结构为锥体束。

（2）感觉区监测：患者全身放松，充分暴露刺激对侧的上肢及面部。感觉区阳性表现为对侧肢体或头部脉冲式的异常感觉，多表现为麻木感；刺激感觉区有时也可引起肢体运动。

（3）语言区监测：推荐的语言任务包括计数和图片命名。

1）计数任务：患者在唤醒后电刺激过程中，从1数到10并一直重复。如果电刺激的同时患者出现计数中断，停止刺激后又迅速恢复，则初步定义刺激区为运动性语言中枢或与面部肌肉相关的运动区。

2）图片命名任务：一组（30幅以上）画有常见物体的黑白图片通过屏幕完整呈现给患者。电刺激开始后显示一幅新的图片，每幅图片呈现4秒。患者看到幻灯片后立即命名图片，说出"这是……（物体名称）"。每2次刺激间至少间隔1幅图片。电刺激过程中，患者出现的异常表现（包括语言中断、构音障碍、命名错误、反应迟钝、语言重复等）均提示该区域为物体命名相关语言中枢。图片材料推荐选用经过汉语语言标准化的物体图片。

3）皮质下监测：语言区皮质下需要监测和保护的重要结构有弓状束、枕额下束、扣带下束。

（四）手术切除策略

在保留重要功能结构的前提下，选择适当的手术入路尽可能切除病变。同时注意保护正常动脉及脑表面重要引流静脉，以避免术后由于静脉引流不畅出现恶性脑水肿等严重并发症。推荐采用"镂刻"的切除方式切除肿瘤（图5-2），即当切除病变区域内有重要引流静脉走行时，应首先切除引流静脉两侧的病灶，之后再切除静脉下方的病灶，切除时尽可能避免使用双极电凝灼烧静脉。

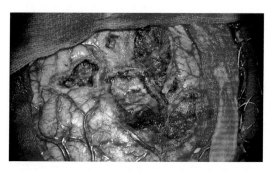

图 5-2　功能区脑胶质瘤"镂刻"式手术切除技术

此外,切除肿瘤时,应先切除重要功能区附近肿瘤,切除过程持续监测患者功能状态,监测可疑存在的皮质下传导通路,并立即进行皮质下电刺激,以确定重要皮质下功能结构并予以保护。若在切除病灶时患者的功能明显下降或出现严重功能障碍,应立即停止切除,局部止血,避免进一步损伤功能。同时,需要电刺激与对应受损功能相关的皮质及皮质下结构,明确功能通路是否完整,提前了解患者受损程度及恢复情况。切除病变后,可应用术中 MRI、术中超声或荧光造影等技术观察病变有无残留。

七、术后管理与随访

1. 术后管理　强烈推荐术后 48~72 小时内行 MRI 检查,评价肿瘤切除程度。根据颅内压情况,术后尽早使用脱水药物,降低颅内压,并适当使用激素稳定患者神经功能状态;术后应常规使用抗癫痫发作药物预防癫痫发作。若术后出现发热,需及时进行腰椎穿刺采集脑脊液进行化验,积极防治颅内感染。

2. 术后恢复　通过唤醒手术直接皮质及皮质

下电刺激定位功能区并切除肿瘤的患者,其术后永久性神经功能障碍发生的可能性较低,发生率为2.0%~8.3%,平均发生率为5.4%;但由于脑组织水肿、皮质表面静脉引流不畅等原因,部分患者可在术后几日出现一过性功能障碍,发生率为13.0%~59.3%,平均发生率为35.0%,功能障碍多可在3个月之内恢复。

3. 术后功能评价 推荐分别在术后1~3日、3周、3个月评价患者的KPS、语言功能、运动功能及生活质量等。语言及认知功能评价推荐在术后7~10日、1个月、3个月进行评估。评价过程推荐采用神经影像与行为量表相结合的方式。

4. 随访 建议在术后3个月、6个月、12个月随访,之后每年随访1次。随访内容应涉及患者的生存状态、术后具体的辅助治疗方案、术后功能的具体恢复情况及康复方案,以及术后癫痫的发作次数、发作频率、发作程度及服用相关抗癫痫发作药物情况等。

推荐意见汇总

推荐意见	证据级别	推荐等级
术前检查与功能区评估		
MRS有助于鉴别诊断及判断肿瘤的恶性程度	4级	C
PWI有助于解病变及周围的血流灌注情况	4级	C
术中操作技术		
术中MRI有助于提高胶质瘤的切除程度	2级	B
唤醒麻醉和术中MRI结合有助于功能区脑胶质瘤的最大安全切除	4级	C
直接电刺激可以有效定位功能区皮质	2级	B

注:MRS.磁共振波谱;PWI.灌注加权成像;MRI.磁共振成像。

推荐阅读

[1] BELLIVEAU J W, JR KENNEDY D N, MCKINSTRY R C, et al. Functional mapping of the human visual cortex by magnetic resonance imaging. Science, 1991, 254 (5032): 716-719.

[2] BELLO L, GALLUCCI M, FAVA M, et al. Intraoperative subcortical language tract mapping guides surgical removal of gliomas involving speech areas. Neurosurg, 2007, 60 (1): 67-80.

[3] CARRABBA G, FAVA E, GIUSSANI C, et al. Cortical and subcortical motor mapping in rolandic and perirolandic glioma surgery: impact on postoperative morbidity and extent of resection. J Neurosurg Sci, 2007, 51 (2): 45-51.

[4] DE BENEDICTIS A, MORITZ-GASSER S, DUFFAU H. Awake mapping optimizes the extent of resection for lowgrade gliomas in eloquent areas. Neurosurg, 2010, 66 (6): 1074-1084.

[5] DE WITT HAMER P C, ROBLES S G, ZWINDERMAN A H, et al. Impact of intraoperative stimulation brain mapping on glioma surgery outcome: a meta-analysis. J Clin Oncol, 2012, 30 (20): 2559-2565.

[6] DU G, ZHOU L, MAO Y. Neuronavigator-guided glioma surgery. Chin Med J (Engl), 2003, 116 (10): 1484-1487.

[7] DUFFAU H, CAPELLE L, LOPES M, et al. The insular lobe: physiopathological and surgical considerations. Neurosurg, 2000, 47 (4): 801-810.

[8] DUFFAU H, CAPELLE L, SICHEZ N, et al. Intraoperative mapping of the subcortical language pathways using direct stimulations. An anatomo-functional study. Brain, 2002, 125 (Pt1): 199-214.

[9] DUFFAU H, GATIGNOL P, MANDONNET E, et al. New insights into the anatomo-functional connectivity

of the semantic system: a study using cortico-subcortical electrostimulations. Brain, 2005, 128 (Pt4): 797-810.

[10] DUFFAU H, PEGGY GATIGNOL S T, MANDONNET E, et al. Intraoperative subcortical stimulation mapping of language pathways in a consecutive series of 115 patients with Grade Ⅱ glioma in the left dominant hemisphere. J Neurosurg, 2008, 109 (3): 461-471.

[11] DUFFAU H. Surgery of low-grade gliomas: towards a 'functional neurooncology'. Curr Opin Oncol, 2009, 21 (6): 543-549.

[12] DYM JOSHUA R, BURNS J, FREEMAN K, et al. Is functional MR imaging assessment of hemispheric language dominance as good as the Wada test? : a Meta-analysis. Radiology, 2011, 261 (2): 446-455.

[13] FANG S, BAI H X, FAN X, et al. A novel sequence: ZOOMit-blood oxygen level-dependent for motor-cortex localization. Neurosurg, 2020, 86 (2): e124-e132.

[14] FANG S, LIANG J, QIAN T, et al. Anatomic location of tumor predicts the accuracy of motor functionlLocalization in diffuse lower-grade gliomas involving the hand knob area. AJNR Am J Neuroradiol, 2017, 38 (10): 1990-1997.

[15] FUJII M, MAESAWA S, MOTOMURA K, et al. Intraoperative subcortical mapping of a language-associated deep frontal tract connecting the superior frontal gyrus to Broca's area in the dominant hemisphere of patients with glioma. J Neurosurg, 2015, 122 (6): 1390-1396.

[16] GASSER T, SZELENYI A, SENFT C, et al. Intraoperative MRI and functional mapping. Acta Neurochir Suppl, 2011, 109: 61-65.

[17] GIUSSANI C, ROUX F E, OJEMANN J, et al. Is preoperative functional magnetic resonance imaging reliable for language areas mapping in brain tumor surgery? Review of language functional magnetic resonance imaging and direct cortical stimulation correlation studies. Neurosurg, 2010, 66 (1): 113-120.

［18］GOEBEL S, NABAVI A, SCHUBERT S, et al. Patient perception of combined awake brain tumor surgery and intraoperative 1. 5-T magnetic resonance imaging: the Kiel experience. Neurosurg, 2010, 67 (3): 594-600.

［19］GUILLEVIN R, MENUEL C, DUFFAU H, et al. Proton magnetic resonance spectroscopy predicts proliferative activity in diffuse low-grade gliomas. J Neurooncol, 2008, 87 (2): 181-187.

［20］GUYOTAT J, SIGNORELLI F, BRET P. Usefulness of direct electrical stimulations during surgery for gliomas located within eloquent brain regions. Neurochirurgie, 2005, 51 (2): 368-378.

［21］HERVEY-JUMPER S L, LI J, LAU D, et al. Awake craniotomy to maximize glioma resection: methods and technical nuances over a 27-year period. J Neurosurg, 2015, 123 (2): 325-339.

［22］KIM S S, MCCUTCHEON I E, SUKI D, et al. Awake craniotomy for brain tumors near eloquent cortex: correlation of intraoperative cortical mapping with neurological outcomes in 309 consecutive patients. Neurosurg, 2009, 64 (5): 836-845.

［23］KINOSHITA M, CHAMPFLEUR N, DEVERDUN J, et al. Role of fronto-striatal tract and frontal aslant tract in movement and speech: an axonal mapping study. Brain Struct Funct, 2015, 220 (6): 3399-3412.

［24］KINOSHITA M, NAKAJIMA R, SHINOHARA H, et al. Chronic spatial working memory deficit associated with the superior longitudinal fasciculus: a study using voxelbased lesion-symptom mapping and intraoperative direct stimulation in right prefrontal glioma surgery. J Neurosurg, 2016, 125 (4): 1024-1032.

［25］KRIEG S M, SHIBAN E, DROESE D, et al. Predictive value and safety of intraoperative neurophysiological monitoring with motor evoked potentials in glioma surgery. Neurosurg, 2012, 70 (5): 1060-1070.

［26］ KUBBEN P L, TER MEULEN K J, SCHIJNS O E, et al. Intraoperative MRI-guided resection of glioblastoma multiforme: a systematic review. Lancet Oncol, 2011, 12 (11): 1062-1070.

［27］ LAW M, YANG S, WANG H, et al. Glioma grading: sensitivity, specificity, and predictive values of perfusion MR imaging and proton MR spectroscopic imaging compared with conventional MR imaging. AJNR Am J Neuroradiol, 2003, 24 (10): 1989-1998.

［28］ LEUTHARDT E C, LIM C C, SHAH M N, et al. Use of movable high-field-strength intraoperative magnetic resonance imaging with awake craniotomies for resection of gliomas: preliminary experience. Neurosurg, 2011, 69 (1): 194-205.

［29］ LIANG J S, FANG S Y, FAN X, et al. Morphometry of the hand knob region and motor function change in eloquent area glioma patients. Clin Neuroradiol, 2019, 29 (2): 243-251.

［30］ LU J F, WU J S, YAO C J, et al. Awake language mapping and 3-Tesla intraoperative MRI-guided volumetric resection for gliomas in language areas. J Clin Neurosci, 2013, 20 (9): 1280-1287.

［31］ MAESAWA S, FUJII M, NAKAHARA N, et al. Intraoperative tractography and motor evoked potential (MEP) monitoring in surgery for gliomas around the corticospinal tract. World Neurosurg, 2010, 74 (1): 153-161.

［32］ MAGILL S T, HAN S J, LI J, et al. Resection of primary motor cortex tumors: feasibility and surgical outcomes. J Neurosurg, 2018, 129 (4): 961-972.

［33］ NABAVI A, GOEBEL S, DOERNER L, et al. Awake craniotomy and intraoperative magnetic resonance imaging: patient selection, preparation, and technique. Top Magn Reson Imaging, 2009, 19 (4): 191-196.

［34］ NEULOH G, PECHSTEIN U, SCHRAMM J. Motor tract monitoring during insular glioma surgery. J Neurosurg,

2007, 106 (4): 582-592.

[35] OBERMUELLER T, SCHAEFFNER M, SHIBAN E, et al. Intraoperative neuromonitoring for function-guided resection differs for supratentorial motor eloquent gliomas and metastases. BMC Neurol, 2015, 15: 211.

[36] OTTE W M, VAN EIJSDEN P, SANDER J W, et al. A meta analysis of white matter changes in temporal lobe epilepsy as studied with diffusion tensor imaging. Epilepsia, 2012, 53 (4): 659-667.

[37] PARADIS M. The neurolinguistics of bilingualism in the next decades. Brain Lang, 2000, 71 (1): 178-180.

[38] PRABHU S S, GASCO J, TUMMALA S, et al. Intraoperative magnetic resonance imaging-guided tractography with integrated monopolar subcortical functional mapping for resection of brain tumors. J Neurosurg, 2011, 114 (3): 719-726.

[39] PRICE C J. The anatomy of language: a review of 100 fMRI studies published in 2009. Ann NY Acad Sci, 2010, 1191: 62-88.

[40] RECH F, HERBET G, GAUDEAU Y, et al. A probabilistic map of negative motor areas of the upper limb and face: a brain stimulation study. Brain, 2019, 142 (4): 952-965.

[41] ROUX F E, DUFOR O, LAUWERS-CANCES V, et al. Electrostimulation mapping of spatial neglect. Neurosurg, 2011, 69 (6): 1218-1231.

[42] SACKO O, LAUWERS-CANCES V, BRAUGE D, et al. Awake craniotomy vs surgery under general anesthesia for resection of supratentorial lesions. Neurosurg, 2011, 68 (5): 1192-1198.

[43] SANAI N, MIRZADEH Z, BERGER M S. Functional outcome after language mapping for glioma resection. N Engl J Med, 2008, 358 (1): 18-27.

[44] SHIBAN E, KRIEG S M, OBERMUELLER T, et al. Continuous subcortical motor evoked potential stimulation using the tip of an ultrasonic aspirator for the resection of

motor eloquent lesions. J Neurosurg, 2015, 123 (2): 301-306.

[45] SMITH J S, CHANG E F, LAMBORN K R, et al. Role of extent of resection in the long-term outcome of low-grade hemispheric gliomas. J Clin Oncol, 2008, 26 (8): 1338-1345.

[46] TATE M C, HERBET G, MORITZ-GASSER S, et al. Probabilistic map of critical functional regions of the human cerebral cortex: Broca's area revisited. Brain, 2014, 137 (Pt10): 2773-2782.

[47] TETTAMANTI M, WENIGER D. Broca's area: a supramodal hierarchical processor? Cortex, 2006, 42 (4): 491-494.

[48] WEINGARTEN D M, ASTHAGIRI A R, BUTMAN J A, et al. Cortical mapping and frameless stereotactic navigation in the high-field intraoperative magnetic resonance imaging suite. J Neurosurg, 2009, 111 (6): 1185-1190.

[49] XIE J, CHEN X Z, JIANG T, et al. Preoperative blood oxygen level-dependent functional magnetic resonance imaging in patients with gliomas involving the motor cortical areas. Chin Med J (Engl), 2008, 121 (7): 631-635.

[50] ZHANG Z, JIANG T, XIE J, et al. Surgical strategies for glioma involving language areas. Chin Med J (Engl), 2008, 121 (18): 1800-1805.

第六章

复发脑胶质瘤的临床管理

一、概述

脑胶质瘤复发是指在脑胶质瘤术后出现临床症状恶性进展,影像学表现为明显肿瘤增大和/或出现新的肿瘤病灶。脑胶质瘤呈侵袭性生长,手术难以做到真正意义上的全切除;肿瘤细胞存在放化疗抗性,即使接受口服替莫唑胺(TMZ)联合放疗的标准治疗方案,术后高复发性仍是其代表性特征,且复发后的脑胶质瘤恶性程度更高,治疗抗性更强,预后更差,高级别复发脑胶质瘤预后尤差。

脑胶质瘤复发存在多种方式,其中肿瘤的局部复发是最主要的初次复发方式,其他复发方式还有脑脊液播散及远处复发。弥漫性低级别脑胶质瘤如果复发后仍为低级别脑胶质瘤,治疗方案参照低级别脑胶质瘤治疗;如果复发后进展为高级别脑胶质瘤,治疗方案参照复发高级别脑胶质瘤治疗。复发高级别脑胶质瘤治疗较为复杂,需要多学科参与,建议采用多学科协作(MDT)诊疗模式。

二、诊断与评估

(一)复发脑胶质瘤的诊断标准
脑胶质瘤术后 24~72 小时内需复查 MRI(平扫 +

增强),评估肿瘤切除程度,并以此作为脑胶质瘤术后基线影像学资料,用于后续比对。随着对胶质瘤影像学研究的深入,有关胶质瘤复发的诊断标准逐步清晰。目前公认的脑胶质瘤治疗效果(是否进展)的影像学诊断标准为神经肿瘤临床疗效评价(RANO)标准。早期准确的诊断对复发脑胶质瘤的预后意义重大,脑胶质瘤复发需要与假性进展及放射性坏死相鉴别。

(二) 与放射性脑损伤的鉴别诊断

放射性脑损伤与胶质瘤复发在常规形态学影像技术上(如 CT 或 MRI 影像),几乎不能区分,但两者的治疗方法和整体预后却大相径庭。早期确诊是合理治疗的关键,临床上在作出脑胶质瘤复发的诊断之前,一定要进行放射性脑损伤的鉴别诊断。

放疗对脑组织的不良反应依据发生的时间和临床表现划分为三种不同类型:急性(放疗后 6 周内发生)、亚急性(放疗后 6 周至 6 个月发生)和晚期(放疗后数月至数年)。

急性和亚急性放射性脑损伤可能为血管扩张、血脑屏障受损和水肿所致。急性放射性脑损伤表现为高颅压征象,如恶心、呕吐、头痛和嗜睡等;通常是短暂而可逆的,应用皮质类固醇可以缓解。亚急性放射性脑损伤表现为嗜睡和疲劳,通常可在数周内自愈,必要时给予皮质类固醇类及甘露醇等药物治疗以控制症状。

放疗最严重的晚期反应是放射性坏死,发生率为3%~24%,放疗后 3 年是出现的高峰。放射性坏死常常是进行性和不可逆的,包括脑白质病、放射性坏死和其他各种病变(多为血管性病变),一般认为是由脑白质的血管损伤、脱髓鞘变和坏死所致。放射性坏死常常伴有轻重不一的神经功能症状,严重时可致高颅压、语言和运动功能障碍,甚至脑疝而导致死亡。根据症状的不同,采用神经营养、脱水、激素、活血、高压氧舱及贝伐单抗治疗。

放疗所致的神经认知损伤在病理生理学上很复杂,包括细胞内 - 细胞外的血管和实质细胞间的相互作用,特别是少突胶质细胞,其对脱髓鞘病变的发生很重要。脑白质病的临床特征是步态障碍、尿失禁、记忆障碍和智力减退。在 T$_2$ 加权和 FLAIR 序列 MRI 中,脑白质病的典型表现为脑室周围白质信号增强,同时合并萎缩。放疗的总剂量、分割剂量等与脑白质病的发生直接相关。非治疗相关因素包括一些使血管性损伤的易感性增加的伴随疾病,如糖尿病、高血压及高龄等,均可使脑白质病的发生率增加。同步化疗也是另外一个危险因素。TMZ 同步放化疗成为胶质母细胞瘤(GBM)的标准治疗以来,假性进展(pseudo progression)发生率明显提高。

假性进展是指脑胶质瘤患者在接受放化疗后较快出现原有影像学增强病灶面积变大的现象。假性进展多见于放化疗后 3 个月内,少数患者可见于 10 个月内,常表现为病变周边的环形强化,水肿明显,有占位征象,需要结合临床谨慎判断。假性进展可以在进一步观察过程中逐步变小,乃至消失。GBM 患者接受 TMZ 联合放化疗后,假性进展的发生率为 20%~30%,肿瘤存在 MGMT 启动子甲基化可使假性进展发生率更高。一般认为,假性进展预示着良好的预后。对于假性进展的诊断,组织病理学仍然是"金标准"。

放射性坏死的临床表现与肿瘤复发相似,如初始症状的再次出现及原有的神经功能障碍恶化;影像学上,两者都表现为进展的、不可逆的强化病灶,其周围均有相关水肿。目前尚无特异性检查手段来鉴别放射性坏死与肿瘤进展/复发,对于高级别脑胶质瘤,氨基酸 PET 对鉴别治疗的相关变化(假性进展、放射性坏死)和肿瘤复发/进展具有较高的灵敏度和特异度;而 ^{18}F-FDG PET 用于评价术后肿瘤复发和放射性坏死较 MRI 优势不明显。在低级别脑胶质瘤中,氨基酸 PET 与 ^{18}F-FDG PET 对肿瘤治疗反应的评价作用均较为有限。定期动态行 MRI 或 PET 检查,有助于鉴别放射性坏死和肿瘤复发/进展,而组织病理学检查仍然是该病诊断的"金标准"。

　　脑胶质瘤复发、假性进展及放射性坏死的鉴别参见表 6-1。

表 6-1　脑胶质瘤复发、假性进展及放射性坏死的鉴别

项目	脑胶质瘤复发	假性进展	放射性坏死
临床症状	稳定或改善	稳定或改善	稳定或改善
发生时间	任何时间	多见于放化疗后 3 个月内,少数患者可见于 10 个月内	治疗后数月至数年
临床症状	恶化	不变或恶化	不变或恶化
MRI 增强扫描	多病变和胼胝体受侵通常是复发	大片长 T_1 和 T_2 信号,内有不规则的强化,占位效应明显	MRI 增强扫描可见强化,晚期表现为高信号
PWI	通常高灌注	通常低灌注	通常低灌注
MRS	Cho/NAA、Cho/Cr 较高	Cho/NAA、Cho/Cr 较低	Cho/NAA、Cho/Cr 较低

续表

项目	脑胶质瘤复发	假性进展	放射性坏死
DWI	弥散受限	比肿瘤信号低	比肿瘤信号低
^{18}F-FDG PET	通常高代谢	高代谢或低代谢	低代谢
氨基酸 PET	高代谢	低代谢	低代谢
好发因素	几乎全部复发	放疗+TMZ	放疗
与放疗关系	可在放疗野范围外	多在放疗野范围内	多在放疗野范围内
发生率	几乎全部	总发生率20%~30%,在同步放化疗中常见,特别是MGMT启动子甲基化者发生率更高	与剂量有关,发生率2%~18%

注:MRI. 磁共振成像;PWI. 灌注加权成像;MRS. 磁共振波谱;Cho. 胆碱;NAA. N- 乙酰天门冬氨酸;Cr. 肌酸;DWI. 弥散张量加权成像;PET. 正电子发射体层成像;^{18}F-FDG.2- 氟 -2- 脱氧 -D- 葡萄糖;MGMT. O^{6}- 甲基鸟嘌呤 -DNA 甲基转移酶;TMZ. 替莫唑胺。

(三)分子病理学检测在复发脑胶质瘤诊断中的应用

胶质瘤存在进化演进,分子遗传学特征的改变往往伴随着肿瘤的复发或进展过程。因此,分子病理学检测在复发脑胶质瘤诊断中同样具有重要的意义。已有研究发现有约 10% 复发 GBM 经 TMZ 治疗后表现显著增高的突变率。原发和复发脑胶质瘤中80% 的突变和 DNA 拷贝数并没有变化,原发肿瘤中PIK3CA、TERT 突变和 EGFR 扩增通常在复发样本中继续存在,而 PDGFRA 扩增,EGFR 突变和 EGFRvⅢ重排很可能在复发样本中丢失。复发脑胶质瘤中最常见的基因改变包括 TP53、EGFR 和 PTEN 突变。因此针对特定基因变化设计的临床试验或靶向治疗,可能需要对复发脑胶质瘤再次活检,明确分子病理变化。此外,随着分子病理学检测技术的发展,对于 EGFRvⅢ重排阳性的 GBM 患者,可通过监测外周血 EGFRvⅢ重排来观察治疗反应并能监测是否复发。复发脑胶质瘤样本中 MGMT 启动子甲基化水平较第一次手术样本多有明显的增加,但胶质瘤患者的中位生存期只受新诊断胶质瘤中 MGMT 启动子甲基化状态的影响。

三、手术治疗

对于复发低级别脑胶质瘤,推荐积极手术治疗,再次明确组织学及分子病理学信息后进一步辅以放化疗等综合治疗(参照初诊胶质瘤)。然而,复发高级别脑胶质瘤目前缺乏最佳治疗方式的统一意见。对于复发高级别脑胶质瘤患者进行再次手术是否能使患者受益,尚缺乏更高级别的循证医学证据。

2014 年,Mitchel S 等通过荟萃分析(1980—2013年),收集了 31 个资料完整研究中的 29 个研究的资料,证实再次手术对复发脑胶质瘤有益。再次手术的适应证包括新的局部神经功能障碍、肿瘤占位效应、恶性颅内压增高、头痛和癫痫频率增加。术前年龄、KPS、肿瘤体积、再次手术的切除程度,以及第一次手术后 KPS 状态良好保持时间 6 个月以上,是复发脑胶质瘤的预后因素。值得注意的是,如果第一次手术是活检或部分切除,而再次手术能达到全切除的话,患者生存期能显著获益,这为第一次手术不理想的患者提供了再次手术获益的机会。

复发脑胶质瘤的手术原则是"最大范围安全切除"，应根据复发部位、肿瘤大小、颅内压情况、患者全身状态，以及既往治疗等因素综合考虑。手术切除可以进一步明确复发后组织病理学及分子病理学诊断，缓解占位效应，减轻瘤负荷，利于后续化疗和/或再次放疗，减少糖皮质激素的应用，延长患者的生存期。如患者一般状态良好（KPS>70）、肿瘤位于非功能区、为占位效应明显的局部复发肿瘤，推荐积极进行开颅外科手术治疗。基于脑胶质瘤浸润膨胀的生长方式及血供特点，再手术时应在保障神经功能状态的前提下，尽量做到全切复发肿瘤。推荐采用显微神经外科技术及术中导航技术，以脑沟、脑回为边界，沿肿瘤的可识别边界进行解剖性切除，如果可行，则力争以皮质及皮质下重要功能结构为临界进行超范围切除。新型手术辅助技术有助于实现最大范围安全切除复发脑胶质瘤，涉及运动及语言区的复发脑胶质瘤手术方式参照第五章"功能区脑胶质瘤的临床管理"。

复发脑胶质瘤的手术治疗必须个体化，应该考虑患者年龄、临床功能状态、组织学类型、初始治疗反应、复发类型（局部还是弥漫性）、第一次手术和再次手术的时间间隔、既往治疗方式等。

2010 年，John 等通过分析 142 例复发 GBM 患者的临床因素，结合 COX 回归分析，开发了由肿瘤是否位于功能区（包括运动区、语言区，以及累及大脑中动脉 M_1 和 M_2 段，如同时包含两个区域，为 1 分）、KPS≤80（1 分）和肿瘤体积≥50cm³（1 分）组成的术前预测评分系统，可以判断复发脑胶质瘤的手术获益程度。由这 3 个因素组成的预后评分总和（0~3 分）对应复发 GBM 好、中和差的生存预后，其中术前评分 0

分者再次手术后平均生存期为 9~10 个月,评分 1~2 分者为 4.5~6 个月,评分 3 分者仅为 1~2 个月。

2014 年,Mark E 等通过分析美国 Barrow 神经外科中心 170 例幕上复发 GBM 的临床资料,发现患者年龄、KPS 和手术切除程度是患者的预后因素。所有入选者均为接受正规 Stupp 方案后复发的 GBM 患者,发现只有当手术切除程度大于 80% 时,患者才能有显著生存获益。提示在考虑复发 GBM 手术时,应评估切除程度是否能达到 80% 以上,否则患者术后生存获益不明显。

姑息性手术治疗也是复发脑胶质瘤可选择的治疗方式。对于复发肿瘤弥散、一般状态可、颅内压症状明显者,可选择部分切除肿瘤、内减压,为后续放化疗及其他治疗获得空间和时间。对于一般状态差(KPS<70)的复发低级别脑胶质瘤患者,可选择活检明确诊断及分子病理信息,进一步指导后续分子靶向治疗和免疫治疗。

综上所述,复发高级别脑胶质瘤的手术方案选择并无具体、明确的统一标准,虽然文献支持复发 GBM 再手术可使患者生存获益,但对于复发后何时再手术并无结论。因此,对于经过手术及 Stupp 方案治疗的无临床症状的复发高级别脑胶质瘤,建议进行早期手术治疗的随机对照临床试验,来指导复发高级别脑胶质瘤手术的临床实践。

四、放射治疗

对于复发脑胶质瘤,如果复发后仍为低级别脑胶质瘤,治疗方案参照低级别脑胶质瘤治疗,如果复发后进展为高级别脑胶质瘤,推荐治疗方案参照高级别脑胶质瘤治疗。复发高级别脑胶质瘤进行再次放疗方面,目前仍缺乏前瞻性研究结果。评估复发脑胶质瘤再次放疗的安全性时,应该充分考虑肿瘤的位置及大小、初次放疗的剂量及与初次放疗的时间间隔(1年左右可再次接受放疗)等多重因素。再次放疗虽是可选治疗手段,但如果复发时间距第一次放疗结束太近,再次放疗导致放射性损伤的可能性很大。

由于肿瘤复发前多接受过放疗,对于复发的较小病灶的回顾性研究多采用立体定向放射外科治疗(SRS)或低分割立体定向放射治疗(SRT)技术;而对于传统的分割放疗研究,多集中在体积相对较大的复发病灶,应充分考虑脑组织的耐受性和放射性脑坏死的发生风险。根据回顾性研究结果,复发患者病灶较小且KPS较高,现代高精度放疗(如立体定向分割放疗)对于这部分选择的病例而言,可以作为姑息治疗的选择方案。

放疗联合药物治疗可推荐贝伐单抗及TMZ,联合治疗能够延长部分患者的无进展生存期(PFS)和总生存期(OS)。对于部分复发病例,在应用贝伐单抗的过程中进行再次放疗后,能够延长患者复发后OS及复发后PFS。再放疗联合TMZ对复发CNS WHO 2级脑胶质瘤存在明显的抗肿瘤活性效果,耐受性良好,仅存在轻微的不良反应,可使这部分患者得到生存获益。脑脊液播散及远处复发的脑胶质瘤患者临床预后差,若患者一般状态良好(KPS>70),可考虑行全脑放疗辅以化疗,目的在于改善症状和生存质量,对OS并无影响。

五、药物治疗

(一)化学治疗

对于首次治疗中未曾接受TMZ化疗的复发高级

别脑胶质瘤患者，复发后仍推荐采用标准的 TMZ 化疗方案（Stupp 方案）。在接受放疗和 TMZ 标准化治疗失败后，目前尚无公认的标准化疗方案。TMZ 剂量强度方案、TMZ 与铂类药物合用、依立替康（irinotecan）联合贝伐单抗（bevacizumab），均可推荐用于复发高级别脑胶质瘤的治疗。

目前，对于复发恶性脑胶质瘤，强烈建议接受适当可行的临床试验，如果无合适的临床试验，可供选择的治疗方案如下：

1. 低级别脑胶质瘤复发后可选方案　①放疗加辅助 PCV 治疗；②放疗加 TMZ 辅助治疗；③同步放化疗加 TMZ 辅助治疗；④ TMZ；⑤洛莫司汀或卡莫司汀单药治疗；⑥ PCV 联合方案治疗；⑦如有 BRAF V600E 激活突变或 NTRK 融合者，可推荐相应的靶向药物。

2. 高级别星形及少突胶质瘤复发后可选方案　① TMZ 化疗；②洛莫司汀或卡莫司汀单药治疗；③ PCV 联合方案治疗；④贝伐单抗；⑤系统治疗（卡莫司汀 / 洛莫司汀 /TMZ）加贝伐单抗；⑥如有 *BRAF V600E* 激活突变或 *NTRK* 融合者，可推荐相应的靶向药物。

3. GBM 复发后可选方案　①贝伐单抗；② TMZ；③洛莫司汀或卡莫司汀；④ PCV 联合方案治疗；⑤瑞戈非尼；⑥如有 BRAF V600E 激活突变或 NTRK 融合者，可推荐相应的靶向药物。

（二）靶向治疗

1. 贝伐单抗（bevacizumab）　是重组的 VEGF 人源化单克隆抗体，2004 年 2 月获得美国食品药品监督管理局（Food and Drug Administration，FDA）的批准，是美国第一个获得批准上市的抑制肿瘤血管生成的靶向药物。

贝伐单抗用于治疗复发恶性脑胶质瘤最早见于2007年,一项伊立替康治疗复发恶性胶质瘤的Ⅱ期临床试验中,对于有VEGF过表达的患者联合应用贝伐单抗进行治疗,与单独使用伊立替康治疗的对照组相比,贝伐单抗+伊立替康联合治疗组的客观反应率及持续时间均有明显增加。

2008年,关于贝伐单抗的两项Ⅱ期前瞻性临床试验相继公布,结果表明贝伐单抗以及贝伐单抗+伊立替康联合治疗复发高级别脑胶质瘤,在6个月无进展生存率及6个月总生存率方面较其他化疗方案均有明显提高。由此促使美国FDA在2009年5月批准贝伐单抗可用于复发GBM的治疗。

2014年 *Lancet Oncology* 发表BELOB临床试验(第一个贝伐单抗联合细胞毒性药物对比贝伐单抗单药随机双盲试验),结果提示贝伐单抗联合洛莫司汀能够明显延长复发GBM患者的9个月无进展生存率及9个月总生存率,该项研究再次肯定了贝伐单抗在治疗复发GBM中的地位。根据NCCN指南、中国《脑胶质瘤诊疗规范(2018年版)》、欧洲神经肿瘤学会(EANO)指南以及欧洲肿瘤内科学会(ESMO)指南的推荐,贝伐单抗可用于复发GBM及复发间变性脑胶质瘤的治疗。

2. 瑞戈非尼(regorafenib) 是一种可口服的酪氨酸激酶多靶点抑制剂,目前已被批准用于接受过化疗或其他靶向治疗且效果不佳的转移性结直肠癌、晚期的胃肠间质瘤和肝癌的治疗。2019年 *Lancet Oncology* 杂志发布一项多中心、开放的Ⅱ期随机对照临床试验(NCT02926222),共纳入119例复发GBM患者,随机接受瑞戈非尼或洛莫司汀治疗,平均随访15.4

个月,结果发现瑞戈非尼治疗组患者的中位生存期为7.4 个月,而洛莫司汀治疗组的中位生存期为 5.6 个月,瑞戈非尼能够有效延长复发 GBM 患者的 OS。因此,从疗效和安全性方面综合考虑,瑞戈非尼可作为一种潜在的、有效的靶向药物用于复发 GBM 的治疗。

此外,如果明确某些特定的分子病理改变,可以酌情选择适宜的靶向药物。如针对 BRAF V600E 突变的达拉非尼、曲美替尼及维莫非尼等 BRAF/MEK 抑制剂,以及针对 NTRK 融合的拉罗替尼、恩曲替尼等。以上药物在新诊断肿瘤患者中有一定疗效,但在复发患者中的效果尚不确切,相关临床试验证据匮乏,需要审慎选用。

3. 伯瑞替尼(PLB-1001)　是 MET 激酶抑制剂,2018 年 *Cell* 发表了一项 I 期临床试验(NCT02978261),该研究招募了 18 例标准治疗失败、PTPRZ1∶∶MET 融合基因阳性的复发高级别脑胶质瘤患者,该研究显示伯瑞替尼具有较高的安全性,而且两名已经发生化疗耐药的继发 GBM 患者在经伯瑞替尼治疗后肿瘤缩小,且症状缓解。该研究中提出的 PTPRZ1-MET 和METex14 这两种 MET 变异是两种特异性较高的 MET通路异常生物学标识,易于建立可推广的临床诊断方法。目前,伯瑞替尼的多中心 II 期临床试验正在进行中,该项研究成果的成功,有望为临床上约 14% 的继发性 GBM 患者提供有效的靶向治疗手段。同时,由于复发 GBM 也同样具有异质性,将来仍需进一步深入研究伯瑞替尼联合放化疗等综合治疗策略的可行性。

(三) 免疫治疗

肿瘤免疫治疗是通过重新启动并维持肿瘤 - 免疫微环境,恢复机体正常的抗肿瘤免疫反应,从而控制与清除肿瘤的一种治疗方法。具体包括单克隆抗体类免疫检查点抑制剂、治疗性抗体、癌症疫苗、细胞治疗和小分子抑制剂等。近年来,肿瘤免疫治疗技术不断进展,目前已在多种肿瘤(如黑色素瘤、非小细胞肺癌、肾癌和前列腺癌等实体瘤)中展示出强大的抗肿瘤活性,多个肿瘤免疫治疗药物已经获得美国 FDA 批准临床应用,目前已有多个针对复发 GBM 免疫治疗的临床试验正在进行之中。

2019 年初, *Nature Medicine* 杂志发表了两项临床试验,报道了程序性细胞死亡因子 1(PD-1)抑制剂作为新辅助疗法对复发 GBM 的治疗效果。美国加州大学洛杉矶分校 Timothy F. Cloughesy 教授团队报道了一项关于抗 PD-1 抗体帕姆单抗新辅助治疗复发 GBM 的多中心随机对照试验,该研究收集了 35 例可手术切除的复发 GBM 患者,随机入组术前帕姆单抗新辅助治疗 + 手术切除组与手术切除 + 术后帕姆单抗治疗组,结果显示术前帕姆单抗新辅助治疗可显著提高患者局部和全身抗肿瘤免疫反应,并且延长复发 GBM 患者的 OS 和 PFS。

在另一项研究中,西班牙 Navarra 大学 Ignacio Melero 教授团队对 PD-1 抑制剂纳武单抗联合手术治疗 GBM 的安全性、可行性和有效性进行了评估。该研究基于开展的单臂 II 期临床试验(NCT02550249),包括 3 例原发和 27 例复发 GBM 患者接受纳武单抗作为新辅助疗法,中位 PFS 为 4.1 个月,中位生存期为7.3 个月。同时,该研究还发现纳武单抗新辅助治疗可以调控肿瘤免疫微环境,促使细胞因子表达升高,免疫细胞肿瘤浸润增加,肿瘤浸润 T 细胞克隆性扩增,进而提高机体的抗肿瘤免疫活性,部分接受治疗的患者至今已获得了超过 2 年的无病生存期。

六、电场治疗

肿瘤电场治疗(TTF)用于治疗高级别脑胶质瘤，一系列临床试验证实这种新型物理治疗方法获得了与挽救性化疗相当的治疗效率及治疗效果，且不良反应明显低于挽救性化疗。采用电场治疗的复发 GBM 患者应谨慎大剂量使用地塞米松类激素。而贝伐单抗能够快速稳定部分胶质瘤进展，减少激素类药物用量，存在与逐渐起效的电场治疗联用的协同价值。一项前瞻性试验已证实电场治疗联合贝伐单抗用于复发 GBM 患者优于电场或贝伐单抗单独治疗。回顾性分析也发现电场治疗联合贝伐单抗 + 伊立替康 +TMZ 治疗显著改善了复发 GBM 患者的生存获益。

目前研究显示电场治疗安全且有效，推荐用于复发高级别脑胶质瘤的治疗。2011 年美国 FDA 批准将此方法用于治疗复发脑胶质瘤，并已写入 NCCN 指南，目前北美、欧洲、亚洲十余个国家及地区正式开始利用肿瘤电场治疗设备进行复发高级别脑胶质瘤的治疗。有条件的中国患者可以进行肿瘤电场治疗。

七、其他治疗

病毒疗法越来越得到临床医师的重视，但目前证据仍不充分，证据级别仍较低，仅在个案或少数病例中取得疗效，目前临床 I 期试验发现溶瘤病毒 PVSRIPO 治疗对晚期复发 GBM 患者效果明显，3 年长期生存率达 21%，是传统化疗生存率的 5 倍。然而溶瘤病毒的临床疗效并无 II ～ III 期临床试验的支持。2016 年 *New England Journal of Medicine* 也报道了一例 CAR-T 细胞治疗复发 GBM 的成功案例，但仅是个案，至今仍无进一步临床试验报道。对于复发脑胶质瘤，目前尚无标准化治疗方案,推荐符合条件的患者进行临床试验,表 6-2 总结了近年来复发脑胶质瘤重要的 Ⅱ~Ⅲ 期临床试验。

表 6-2　复发脑胶质瘤临床试验汇总

	临床试验	设计	纳入标准	治疗方案	试验结果
药物治疗	REGOMA Lombardi G. *Lancet Oncol.* 2019	Ⅱ期 (*n*=119)	复发胶质母细胞瘤	瑞戈非尼	瑞戈非尼能够提高复发脑胶质瘤的 OS 和 PFS
	Cloughesy T F. *Nat Med.*2019	Ⅱ期 (*n*=35)	复发胶质母细胞瘤	术前帕姆单抗 *vs.* 术后帕姆单抗	术前帕姆单抗可显著提高患者局部和全身抗肿瘤免疫反应,并且延长患者的 OS 和 PFS
	Schalper K A. *Nat Med.*2019	Ⅱ期 (*n*=30)	复发胶质母细胞瘤	术前及术后纳武单抗辅助治疗	中位 PFS 为 4.1 个月,中位生存期为 7.3 个月
	ReACT Reardon D A. *Clin Cancer Res.* 2020	Ⅱ期 (*n*=73)	EGFRvⅢ 阳性的复发胶质母细胞瘤	多肽疫苗 (rindopep-imut)+贝伐单抗 *vs.* 对照组	多肽疫苗+贝伐单抗治疗组表现出较高的 OS 和良好的耐受性,证实了靶向免疫治疗的潜力

	临床试验	设计	纳入标准	治疗方案	试验结果
药物治疗	NCT 02017717 Reardon D A. *JAMA Oncol.* 2020	Ⅲ期 (*n*=439)	复发胶质母细胞瘤	纳武单抗 (3mg/kg) *vs.* 贝伐单抗 (10mg/kg)	纳武单抗和贝伐单抗之间的中位生存期具有可比性;纳武单抗在胶质母细胞瘤患者中的安全性与其他肿瘤类型一致
其他治疗	EF-11 Stupp R. *Euro J Cancer.* 2012	Ⅲ期 (*n*=237)	复发胶质母细胞瘤	单纯 TTF *vs.* 积极化疗	TTF 能够有效改善患者生活质量,降低不良事件发生率
	NCT 01894061 *ASCO poster.* 2020	Ⅱ期 (*n*=25)	复发胶质瘤母细胞瘤	单纯 TTF *vs.* 单纯 TTF + 贝伐单抗	TTF 联合贝伐单抗用于复发 GBM 优于 TTF 或贝伐单抗单独治疗

注:OS. 总生存期;PFS. 无进展生存期;TTF. 肿瘤电场治疗。

复发脑胶质瘤的诊疗流程

复发脑胶质瘤的诊疗流程见图 6-1。

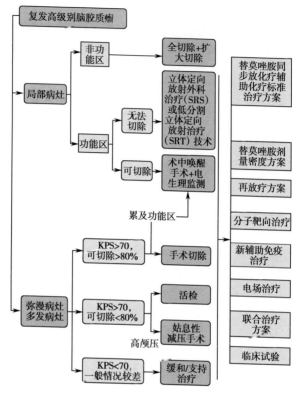

图 6-1　复发脑胶质瘤的临床诊疗流程图
KPS.功能状态评估。

推荐意见汇总

推荐意见	证据级别	推荐等级
手术治疗		
累计功能区,如能安全切除 80% 以上的,建议再手术	3 级	B
肿瘤弥散,颅内压明显增高者推荐切除部分肿瘤内减压;一般状态差(KPS<70)者可行活检明确诊断及分子病理信息	4 级	C

续表

推荐意见	证据级别	推荐等级
放疗、化疗和其他治疗		
无法手术的患者可在充分参考首次放疗方案的基础上行再放疗	1级	A
经标准治疗后复发的 GBM 患者,可行 TMZ 密集方案和 / 或分子靶向治疗(贝伐单抗 / 瑞戈非尼)	1级	A
抗 PD-1 抗体药物可以作为对复发 GBM 新辅助免疫疗法	2级	B
经标准化治疗的复发高级别脑胶质瘤患者,若携带 MET 的激活突变,可参加伯瑞替尼临床试验性治疗	3级	B
复发高级别脑胶质瘤患者可以进行肿瘤电场治疗	2级	A

注:KPS. 功能状态评估;GBM. 胶质母细胞瘤;PD-1. 程序性细胞死亡因子 1;TMZ. 替莫唑胺。

推荐阅读

[1] ALBERT N L, WELLER M, SUCHORSKA B, et al. Response Assessment in Neuro-Oncology working group and European Association for Neuro-Oncology recommendations for the clinical use of PET imaging in gliomas. Neuro Oncol, 2016, 18 (9): 1199-1208.

[2] BOOTHE D, YOUNG R, YAMADA Y, et al. Bevacizumab as a treatment for radiation necrosis of brain metastases post stereotactic radiosurgery. Neuro Oncol, 2013, 15 (9): 1257-1263.

[3] BRANDES A A, BASSO U, VASTOLA F, et al. Carboplatin and teniposide as third-line chemotherapy in patients with

recurrent oligodendroglioma or oligoastrocytoma: a phase Ⅱ study. Ann Oncol, 2003, 14 (12): 1727-1731.

［4］ BROWN C E, ALIZADEH D, STARR R, et al. Regression of glioblastoma after chimeric antigen receptor T-cell therapy. N Engl J Med, 2016, 375 (26): 2561-2569.

［5］ CABRERA A R, CUNEO K C, DESJARDINS A, et al. Concurrent stereotactic radiosurgery and bevacizumab in recurrent malignant gliomas: a prospective trial. Int J Radiat Oncol Biol Phys, 2013, 86 (5): 873-879.

［6］ CHAMBERLAIN M C, JOHNSTON S. Bevacizumab for recurrent alkylator-refractory anaplastic oligodendroglioma. Cancer, 2009, 115 (8): 1734-1743.

［7］ CHAMBERLAIN M C, JOHNSTON S. Salvage chemotherapy with bevacizumab for recurrent alkylator-refractory anaplastic astrocytoma. J Neurooncol, 2009, 91 (3): 359-367.

［8］ CHAMBERLAIN M C, TSAO-WEI D D, BLUMENTHAL D T, et al. Salvage chemotherapy with CPT-11 for recurrent temozolomiderefractory anaplastic astrocytoma. Cancer, 2008, 112 (9): 2038-2045.

［9］ CHAMBERLAIN M C, TSAO-WEI D D, GROSHEN S. Salvage chemotherapy with cyclophosphamide for recurrent temozolomiderefractory anaplastic astrocytoma. Cancer, 2006, 106 (1): 172-179.

［10］ CHAMBERLAIN M C, TSAO-WEI D D. Salvage chemotherapy with cyclophosphamide for recurrent, temozolomide-refractory glioblastoma multiforme. Cancer, 2004, 100 (6): 1213-1220.

［11］ CLOUGHESY T F, MOCHIZUKI A Y, ORPILLA J R, et al. Neoadjuvant anti-PD-1 immunotherapy promotes a survival benefit with intratumoral and systemic immune responses in recurrent glioblastoma. Nat Med, 2019, 25 (3): 477-486.

［12］ CUNEO K C, VREDENBURGH J J, SAMPSON J H, et al. Safety and efficacy of stereotactic radiosurgery and adjuvant bevacizumab in patients with recurrent malignant gliomas.

Int J Radiat Oncol Biol Phys, 2012, 82 (5): 2018-2024.

[13] DESJARDINS A, GROMEIER M, HERNDON J E, et al. Recurrent glioblastoma treated with recombinant poliovirus. N Engl J Med, 2018, 379 (2): 150-161.

[14] FLIEGER M, GANSWINDT U, SCHWARZ S B, et al. Reirradiation and bevacizumab in recurrent high-grade glioma: an effective treatment option. J Neurooncol, 2014, 117 (2): 337-345.

[15] FOGH S E, ANDREWS D W, GLASS J, et al. Hypofractionated stereotactic radiation therapy: an effective therapy for recurrent high-grade gliomas. J Clin Oncol, 2010, 28 (18): 3048-3053.

[16] FRIEDMAN H S, PRADOS M D, WEN P Y, et al. Bevacizumab alone and in combination with irinotecan in recurrent glioblastoma. J Clin Oncol, 2009, 27 (28): 4733-4740.

[17] HERRMANN K, CZERNIN J, CLOUGHESY T, et al. Comparison of visual and semiquantitative analysis of 18F-FDOPA-PET/CT for recurrence detection in glioblastoma patients. Neuro Oncol, 2014, 16 (4): 603-609.

[18] HU H, MU Q, BAO Z, et al. Mutational landscape of secondary glioblastoma guides MET-targeted trial in brain tumor. Cell, 2018, 175 (6): 1665-1678.

[19] KESARI S, SCHIFF D, DRAPPATZ J, et al. Phase Ⅱ study of protracted daily temozolomide for low-grade gliomas in adults. Clin Cancer Res, 2009, 15 (1): 330-337.

[20] KONG D S, KIM S T, KIM E H, et al. Diagnostic dilemma of pseudoprogression in the treatment of newly diagnosed glioblastomas: the role of assessing relative cerebral blood flow volume and oxygen-6-methylguanine-DNA methyltransferase promoter methylation status. AJNR Am J Neuroradiol, 2011, 32 (2): 382-387.

[21] KREISL T N, KIM L, MOORE K, et al. Phase Ⅱ trial of single-agent bevacizumab followed by bevacizumab plus irinotecan at tumor progression in recurrent glioblastoma. J

Clin Oncol, 2009, 27 (5): 740-745.

[22] LEE W J, CHOI S H, PARK C K, et al. Diffusion-weighted MR imaging for the differentiation of true progression from pseudoprogression following concomitant radiotherapy with temozolomide in patients with newly diagnosed high-grade gliomas. Acad Radiol, 2012, 19 (11): 1353-1361.

[23] LI Y M, SUKI D, HESS K, et al. The influence of maximum safe resection of glioblastoma on survival in 1229 patients: can we do better than gross-total resection? J Neurosurg, 2016, 124 (4): 977-988.

[24] LOMBARDI G, DE SALVO G L, BRANDES A A, et al. Regorafenib compared with lomustine in patients with relapsed glioblastoma (REGOMA): a multicentre, openlabel, randomised, controlled, phase 2 trial. Lancet Oncol, 2019, 20 (1): 110-119.

[25] LOMBARDI G, DE SALVO G L, BRANDES A A, et al. Regorafenib compared with lomustine in patients with relapsed glioblastoma (REGOMA): a multicentre, openlabel, randomised, controlled, phase 2 trial. Lancet Oncol, 2019, 20 (1): 110-119.

[26] MASSIMINO M, SPREAFICO F, RIVA D, et al. A lowerdose, lower-toxicity cisplatin-etoposide regimen for childhood progressive low-grade glioma. J Neurooncol, 2010, 100 (1): 65-71.

[27] MINNITI G, AGOLLI L, FALCO T, et al. Hypofractionated stereotactic radiotherapy in combination with bevacizumab or fotemustine for patients with progressive malignant gliomas. J Neurooncol, 2015, 122 (3): 559-566.

[28] MINNITI G, ARMOSINI V, SALVATI M, et al. Fractionated stereotactic reirradiation and concurrent temozolomide in patients with recurrent glioblastoma. J Neurooncol, 2011, 103 (3): 683-691.

[29] MRUGALA M M, CREW L K, FINK J R, et al. Carboplatin and bevacizumab for recurrent malignant glioma. Oncol Lett, 2012, 4 (5): 1082-1086.

［30］ NORDEN A D, YOUNG G S, SETAYESH K, et al. Bevacizumab for recurrent malignant gliomas: efficacy, toxicity, and patterns of recurrence. Neurology, 2008, 70 (10): 779-787.

［31］ OPPENLANDER M E, WOLF A B, SNYDER L A, et al. An extent of resection threshold for recurrent glioblastoma and its risk for neurological morbidity. J Neurosurg, 2014, 120 (4): 846-853.

［32］ PARK J K, HODGES T, ARKO L, et al. Scale to predict survival after surgery for recurrent glioblastoma multiforme. J Clin Oncol, 2010, 28 (24): 3838-3843.

［33］ PERRY J R, BELANGER K, MASON W P, et al. Phase Ⅱ trial of continuous dose-intense temozolomide in recurrent malignant glioma: RESCUE study. J Clin Oncol, 2010, 28 (12): 2051-2057.

［34］ PERRY J R, RIZEK P, CASHMAN R, et al. Temozolomide rechallenge in recurrent malignant glioma by using a continuous temozolomide schedule: the "rescue" approach. Cancer, 2008, 113 (8): 2152-2157.

［35］ REARDON D A, BRANDES A A, OMURO A, et al. Effect of nivolumab vs bevacizumab in patients with recurrent glioblastoma: the checkmate 143 phase 3 randomized clinical trial. JAMA Oncol, 2020, 6 (7): 1003-1010.

［36］ ROBIN A M, LEE I, KALKANIS S N. Reoperation for recurrent glioblastoma multiforme. Neurosurg Clin N Am, 2017, 28 (3): 407-428.

［37］ SCHALPER K A, RODRIGUEZ-RUIZ M E, DIEZVALLE R, et al. Neoadjuvant nivolumab modifies the tumor immune microenvironment in resectable glioblastoma. Nat Med, 2019, 25: 470-476.

［38］ SCHNELL O, THORSTEINSDOTTIR J, FLEISCHMANN D F, et al. Re-irradiation strategies in combination with bevacizumab for recurrent malignant glioma. J Neurooncol, 2016, 130 (3): 591-599.

［39］ SOFFIETTI R, TREVISAN E, BERTERO L, et al.

Bevacizumab and fotemustine for recurrent glioblastoma: a phase Ⅱ study of AINO (Italian Association of Neuro-Oncology). J Neurooncol, 2014, 116 (3): 533-541.

［40］ STUPP R, MASON W P, VAN DEN BENT M J, et al. Radiotherapy plus concomitant and adjuvant temozolomide for glioblastoma. N Engl J Med, 2005, 352 (10): 987-996.

［41］ STUPP R, WONG E T, KANNER A A, et al. NovoTTF100A versus physician′s choice chemotherapy in recurrent glioblastoma: a randomised phase Ⅲ trial of a novel treatment modality. Eur J Cancer, 2012, 48 (14): 2192-2202.

［42］ TAAL W, OOSTERKAMP H M, WALENKAMP A M, et al. Single-agent bevacizumab or lomustine versus a combination of bevacizumab plus lomustine in patients with recurrent glioblastoma (BELOB trial): a randomised controlled phase 2 trial. Lancet Oncol, 2014, 15 (9): 943-953.

［43］ TAILLIBERT S, VINCENT L A, GRANGER B, et al. Bevacizumab and irinotecan for recurrent oligodendroglial tumors. Neurology, 2009, 72 (18): 1601-1606.

［44］ THOMPSON E M, DOSA E, KRAEMER D F, et al. Treatment with bevacizumab plus carboplatin for recurrent malignant glioma. Neurosurg, 2010, 67 (1): 87-93.

［45］ TRIEBELS V H J M, TAPHOORN M J B, BRANDES A A, et al. Salvage PCV chemotherapy for temozolomide-resistant oligodendrogliomas. Neurol, 2004, 63 (5): 904-906.

［46］ VAN DEN BENT M J, KLEIN M, SMITS M, et al. Bevacizumab and temozolomide in patients with first recurrence of WHO grade Ⅱ and Ⅲ glioma, without 1p/19q co-deletion (TAVAREC): a randomised controlled phase 2 EORTC trial. Lancet Oncol, 2018, 19 (9): 1170-1179.

［47］ VREDENBURGH J J, DESJARDINS A, HERNDON J E, et al. Bevacizumab plus irinotecan in recurrent glioblastoma multiforme. J Clin Oncol, 2007, 25 (30): 4722-4729.

［48］ VREDENBURGH J J, DESJARDINS A, HERNDON J

E, et al. Phase Ⅱ trial of bevacizumab and irinotecan in recurrent malignant glioma. Clin Cancer Res, 2007, 13 (4): 1253-1259.

[49] WALTER F, CLOUGHESY T, WALTER M A, et al. Impact of 3, 4-dihydroxy-6-18F-fluoro-L-phenylalanine PET/CT on managing patients with brain tumors: the referring physician′s perspective. J Nucl Med, 2012, 53 (3): 393-398.

[50] WEN P Y, MACDONALD D R, REARDON D A, et al. Updated response assessment criteria for high-grade gliomas: response assessment in neuro-oncology working group. J Clin Oncol, 2010, 28 (11): 1963-1972.

[51] WICK W, PUDUVALLI V K, CHAMBERLAIN M C, et al. Phase Ⅲ study of enzastaurin compared with lomustine in the treatment of recurrent intracranial glioblastoma. J Clin Oncol, 2010, 28 (7): 1168-1174.

[52] YUNG W K, ALBRIGHT R E, OLSON J, et al. A phase Ⅱ study of temozolomide vs. procarbazine in patients with glioblastoma multiforme at first relapse. Br J Cancer, 2000, 83 (5): 588-593.

[53] YUNG W K, PRADOS M D, YAYA-TUR R, et al. Multicenter phase Ⅱ trial of temozolomide in patients with anaplastic astrocytoma or anaplastic oligoastrocytoma at first relapse. Temodal Brain Tumor Group. J Clin Oncol, 1999, 17 (9): 2762-2771.

第七章

脑室管膜瘤的临床管理

一、概述

室管膜肿瘤（ependymal tumors）是中枢神经系统较为罕见的肿瘤，约占所有原发中枢神经系统肿瘤的1.6%，约占所有胶质瘤的6.6%。在儿童中（0~19岁）室管膜肿瘤更加常见，约占所有原发中枢神经系统肿瘤4.6%，男性多于女性。

室管膜肿瘤起源于神经外胚层，一般生长在脑室表面，也可能在毗邻脑室的脑实质组织或者沿着椎管的任何地方发生。其发病位置与患者年龄密切相关，成人室管膜肿瘤常发生在椎管，其次是幕下；儿童常发生在幕下，以后颅窝为主。

患者年龄、肿瘤级别、位置（幕上、幕下和脊髓）和分子遗传学等因素与室管膜肿瘤患者的预后相关。室管膜肿瘤5年总生存率为90.5%，10年总生存率为86.5%；恶性室管膜肿瘤5年总生存率为85.8%，10年总生存率为80.7%，其中0~14岁儿童预后较差（5年总生存率为76.6%，10年总生存率为67.0%），15~39岁青少年和年轻人预后较好（5年总生存率为91.4%，10年总生存率为87.2%）。

二、诊断与评估

(一) 室管膜肿瘤的影像学诊断

室管膜肿瘤的神经影像学检查以 CT 和 MRI 为主。CT 可以更好地显示钙化病变,对室管膜下瘤具有诊断价值。常规 MRI 扫描主要采集患者 T_1 加权像、T_2 加权像、FLAIR 序列及 MRI 增强扫描,对室管膜肿瘤的诊断具有重要价值。其他多模态影像序列,如磁共振梯度回波 T_2^* 加权像($GRE-T_2^*WI$)、弥散张量加权成像(DWI)、磁共振波谱(MRS)、灌注加权成像(PWI)等有助于室管膜肿瘤的诊断、鉴别诊断及预后评估,然而目前文献能够提供的有效数据太少,不能对日常临床实践形成确定的推荐。

虽然室管膜肿瘤的良恶性仅凭影像诊断很难鉴别,但是不同级别的室管膜肿瘤在年龄、性别、好发部位、生长方式、MRI 信号及增强方式等方面存在差异。因此,MRI 表现结合年龄、性别分布和部位有助于对该病进行诊断及良恶性判断。

(二) 室管膜肿瘤的神经病理学诊断

2021 年 WHO 中枢神经系统肿瘤分类中包含 10 种不同类型的室管膜肿瘤。

1. 幕上室管膜瘤 以融合基因为主,分为 3 类:①幕上室管膜瘤;②幕上室管膜瘤,ZFTA 融合阳性型;③幕上室管膜瘤,YAP1 融合阳性型。

2. 后颅窝室管膜瘤 根据 DNA 甲基化特征和组蛋白 H3 K27me3 表达状态分为 3 类:①后颅窝室管膜瘤;②后颅窝室管膜瘤,PFA 组;③后颅窝室管膜瘤,PFB 组。

3. 脊髓室管膜瘤 分为 2 类:①脊髓室管膜瘤;②脊髓室管膜瘤,MYCN 扩增型。

由于目前缺乏充分临床试验证据对整合诊断的室管膜瘤按照分子特征进行 WHO 级别界定,因此上述 8 类肿瘤仍需按照组织学标准诊断为 CNS WHO 2 级或 3 级。

此外,室管膜肿瘤还包括室管膜下瘤(CNS WHO 1 级)和黏液乳头型室管膜瘤(CNS WHO 2 级)。

（三）室管膜肿瘤的分类及诊断

1. 室管膜下瘤(subependymoma)

（1）症状和体征:室管膜下瘤患者临床症状明显,由于肿瘤阻塞脑脊液循环,会引起明显颅内压增高。肿瘤可发生自发性瘤内出血。脊髓肿瘤受累的解剖节段表现为相应感觉和运动异常。

（2）神经病理:室管膜下瘤是一种生长缓慢的良性肿瘤,紧贴脑室壁,肿瘤有丛状胶质瘤细胞包埋在丰富的纤维基质中,常伴微囊形成,可见钙化和出血,肿瘤微血管可增生,CNS WHO 1 级。核分裂象偶见或缺如,Ki-67/MIB-1 增殖指数<1%。室管膜下瘤可以发生在中枢神经系统的各个位置,但发生在后颅窝的肿瘤 5 年无进展生存期(PFS)较短。研究表明,伴 TERT 启动子突变和 / 或 6 号染色体缺失的后颅窝室管膜下瘤生物学行为较差,预后不良。

（3）神经影像:肿瘤边界清楚,可有分叶,通常无增强或轻微斑块样增强,可见钙化和出血灶。T_1 加权 MRI 为等信号或稍低信号强度,信号常不均匀,肿瘤内可有多个小囊变区或较大的囊变区。T_2 加权 MRI 可为均匀性或非均匀性高信号强度,呈"皂泡样"改变(图 7-1)。

2. 黏液乳头型室管膜瘤(myxopapillary ependymoma)

（1）症状和体征:黏液乳头型室管膜瘤典型的症状是背痛,且持续时间长。

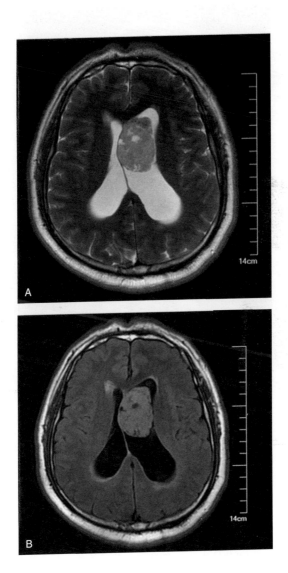

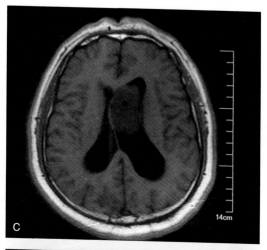

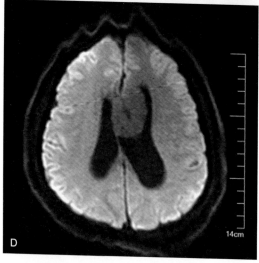

图 7-1　室管膜下瘤影像特点

左侧脑室可见椭圆长 T_1 长 T_2 信号,边界清,
可见轻度强化,DWI 未见明显弥散受限。
A. T_2WI;B. $T_2/FLAIR$;C. T_1WI;D. DWI。

（2）神经病理：黏液乳头型室管膜瘤是一种生长缓慢的肿瘤，好发于年轻人，几乎毫无例外地发生于脊髓圆锥、马尾和终丝，CNS WHO 2级。组织学以肿瘤细胞围绕血管以黏液样间质为轴心排列、呈乳头状结构为特点，核分裂象少，Ki-67/MIB-1指数低。该肿瘤难以达到全切除，因此复发率高。黏液乳头型室管膜瘤具有特征的 DNA 甲基化谱，可检出 10 号染色体缺失和 16 号染色体获得。

（3）神经影像：MRI 显示肿瘤边界清楚，常伴明显强化，可有广泛囊性变和出血。

3. 室管膜瘤（ependymoma）

（1）症状和体征：临床表现与肿瘤位置有关。幕下肿瘤常出现脑积水和颅内压增高的症状和体征，如头痛、恶心、呕吐和眩晕。后颅窝受累时可出现小脑性共济失调、视觉障碍、眩晕和麻痹；幕上室管膜瘤表现为局灶性神经功能障碍、癫痫和颅内压增高症状；脊髓肿瘤主要表现为相应的运动和感觉障碍。CNS WHO 3级室管膜瘤临床进展迅速，在疾病的早期阶段就能够引起颅内压增高。

（2）神经病理：CNS WHO 2级肿瘤界限清楚，细胞密度适中，核形态单一，呈圆形或卵圆形，染色质呈"胡椒盐"状，核分裂象罕见。血管周围假菊形团和室管膜周围菊形团是室管膜瘤的关键特征。CNS WHO 3级肿瘤细胞密度明显增高，异型性明显，核分裂活跃，常伴有微血管增生和栅栏样坏死，Ki-67/MIB-1指数较高。

（3）神经影像：MRI 平扫多为脑室内不均匀性肿块，边界清楚。肿瘤位于第四脑室，常伴有脑室或脑干移位及脑积水。幕上实质性室管膜瘤同其他实质性胶质瘤难以鉴别。

CNS WHO 2 级肿瘤 MRI T_1 加权像显示肿瘤多为稍低或等信号强度,信号常不均匀;T_2 加权像显示肿瘤呈均匀或非均匀性、等或稍高信号强度;T_1 增强扫描可见肿瘤边界清楚,呈中度至明显的强化影。

CNS WHO 3 级肿瘤 MRI T_1 加权像显示肿瘤实性部分为稍低或等信号强度,囊性部分为低信号影;T_2 加权像显示肿瘤实性部分多为稍高或等信号强度,囊性部分为水样高信号,瘤旁水肿较明显;T_1 增强扫描可见肿瘤实性部分及囊壁呈不均匀明显强化。

三、手术治疗

手术切除是成人初诊室管膜肿瘤的首选治疗方法,而切除程度是影响患者预后的最重要因素。一项回顾性研究表明,手术全切除的室管膜瘤患者的 5 年无进展生存率和总生存率分别为 68% 和 80%,而未能全切除患者仅为 8.9% 和 22%。肿瘤未能全切除的患者术后原位复发率较高,且与软脑膜播散密切相关。因此,NCCN 指南、EANO 指南和中国《脑胶质瘤诊疗规范(2022 年版)》均推荐最大程度安全切除肿瘤,并于术后 24~72 小时内进行 MRI 增强影像检查,以证实切除程度。对于初次不能完全切除的肿瘤,应该进行立体定向活检、开颅活检或次全切除,并尽可能在条件允许的情况下进行二次手术,以达到手术全切除的目的。术后 3 周内应进行全脑及全脊髓 MRI 和脑脊液细胞学检查,以明确是否存在转移,为患者术后辅助治疗提供依据。此外,术前功能状态评估(KPS)和肿瘤位置是患者 OS 的独立预后因素,肿瘤位置是 PFS 的独立预后因素。室管膜下瘤患者术后可以达到长期生存。

对于术后出现复发或进展的室管膜瘤患者,推荐的治疗方式如下：

1. 手术　在保障神经功能的前提下再次手术，行最大范围病灶切除，再次手术可显著延长患者生存期。研究表明，对于再次手术切除的儿童患者，全切除组患者5年无事件发生生存（event-free survival，EFS）率为19%，部分切除组为14%，但若未进行手术切除，则只有8%。

2. 放疗　未接受过放疗的患者进行放疗；对已进行过放疗的患者，若条件合适可进行再次放疗，放疗方式要根据影像学结果及脑脊液细胞学检查情况选择。

3. 化疗　推荐的药物包括铂类化疗药（单药或联合用药）、依托泊苷、亚硝脲类化疗药物、贝伐单抗、替莫唑胺等。

四、放射治疗

对于成人CNS WHO 3级室管膜瘤患者和手术无法完全切除的CNS WHO 2级室管膜瘤，推荐进行术后放疗，但术后放疗对于手术全切除的CNS WHO 2级室管膜瘤的疗效目前还存在争议。目前，大量研究证实了局部放疗对室管膜瘤的疗效，可以达到良好的局部肿瘤控制，降低脊髓播散的风险。因此，对于无脑或脊髓肿瘤播散的室管膜瘤患者可行局部放疗，反之则推荐全脑全脊髓放疗。对于未能全切除的黏液乳头型室管膜瘤，推荐术后放疗。

针对不同分子特征的室管膜瘤，治疗选择也有所不同。对于幕上室管膜瘤，目前尚无充分证据证实ZFTA融合阳性型或YAP1融合阳性型室管膜瘤需要采取不同的治疗方式。但对于后颅窝室管膜瘤，PFA组，尤其是>12月龄的患者，推荐术后局部放疗；而后颅窝室管膜瘤,PFB 组在肿瘤完全切除时可观察,在肿瘤未能全切除时可采用局部放疗。

局部放疗:根据术前和术后 MRI 确定肿瘤的局部照射范围,通常采用增强 T_1 加权像或 FLAIR/T_2 加权像上异常信号为肿瘤区(GTV),临床靶区(CTV)为 GTV 外放 1~2cm,若遇到自然解剖屏障应适当修改,CTV 外扩 3~5mm 形成计划区(PTV)。每日分割 1.8~2.0Gy,颅内肿瘤照射总剂量为 54.0~59.4Gy;脊髓区肿瘤剂量为 45.0Gy(NCCN 指南推荐 45.0~50.4Gy,每日分割 1.8Gy);如果肿瘤位于脊髓圆锥以下,总剂量可以提高至 60Gy。

全脑全脊髓放疗:全脑包括硬脑膜以内的区域,全脊髓上起第一颈髓、下至尾椎硬膜囊,全脑全脊髓照射总剂量为 36.0Gy,1.8~2.0Gy/ 次。后续颅内病灶区缩野,局部追加剂量至 54.0~59.4Gy,脊髓病灶区追加剂量至 45.0Gy。

质子疗法(proton beam therapy)凭借其物理学特性,有助于减少对健康组织的辐射,降低治疗的毒性和不良反应,可作为传统放疗的替代治疗。但质子疗法的获益和相关风险仍有待进一步研究。

五、化学治疗

化疗对于成人初发室管膜瘤的治疗作用报道不一,是否获益目前还缺乏随机临床试验研究的明确结论。CNS WHO 3 级室管膜瘤患者在手术及放疗后可以考虑进行化疗;年幼不宜行放疗的室管膜瘤患者,可术后进行辅助化疗;在复发手术后出现再次进展时,或全脑全脊髓播散的情况下,可采用化疗。室管膜瘤可选择的化疗药物包括铂类(顺铂及卡铂)、依托泊苷、亚硝脲类(洛莫司汀及卡莫司汀)、贝伐单抗和替莫唑胺等。

相对于非铂类药物,研究表明铂类药物的反应率更高,但并不能延长患者的生存期。有研究报道,贝伐单抗可用于治疗复发的 CNS WHO 2~3 级成人室管膜瘤患者,其 PFS 为 6.4 个月,而 OS 为 9.4 个月,但样本量较少,治疗效果有待进一步确认。另外,替莫唑胺也可以被用来治疗成人室管膜瘤,一项回顾性研究表明,在复发室管膜瘤患者再次手术及放疗均失败后,应用替莫唑胺挽救性治疗可提高室管膜瘤的缓解率(22%完全及部分缓解)并延长生存期(PFS 9.69 个月,OS 30.55 个月)。

六、其他治疗

室管膜瘤的其他治疗方案大多处于临床试验阶段,主要包括六方面。

1. 分子靶向药物　如舒尼替尼(sunitinib)、依维莫司(everolimus)、蛋白酶体抑制剂(marizomib)、厄洛替尼(erlotinib)、伊美司他(imetelstat sodium)等。

2. 多种抗肿瘤药物　如甲氨蝶呤、抗瘤酮等。

3. 多种并发症的治疗药物　如昂丹司琼、格拉司琼、多奈哌齐、芬太尼、赛庚啶等。

4. 探索不同放疗方案的疗效　如立体定向适形放疗、质子束放疗等。

5. 不同治疗模式的疗效评估　如联合放化疗、单纯放疗、不同药物单用或联合使用等。

6. 免疫治疗　包括免疫检查点抑制剂(纳武单抗)、靶向 Her-2 的 CAR-T 细胞治疗、肿瘤抗原肽等。目前,在美国临床试验注册中心注册的室管膜瘤相关临床试验多达 282 项。

室管膜瘤的诊疗流程

室管膜瘤的诊疗流程见图 7-2。

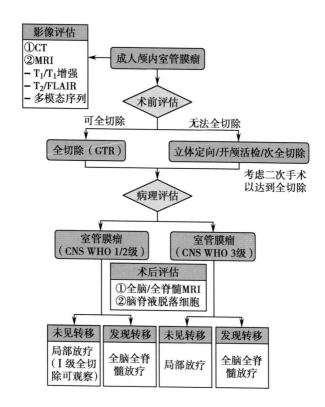

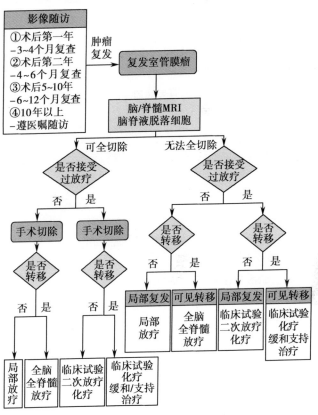

图 7-2　室管膜瘤的诊疗流程图

推荐意见汇总

推荐意见	证据级别	推荐等级
诊断与评估		
鉴于所有初发室管膜瘤患者均存在脑脊液播散风险,术后 3 周应进行全脑全脊髓 MRI 检查和脑脊液细胞学检查	无	实践推荐
鉴于无症状和 / 或晚期复发风险,推荐长期行增强 MRI 随访	无	实践推荐
手术治疗		
初次手术未达到全切除时,应考虑进行二次手术切除	3 级	B
放疗与化疗		
对于 CNS WHO 3 级的室管膜瘤(间变性)的患者,不论切除程度如何,都推荐进行最高 60Gy 的术后适形放疗	2 级	B
对于 CNS WHO 2 级的不全切除的室管膜瘤,推荐进行 54~59.4Gy 的术后适形放疗	3 级	B
对于脑脊液和脊髓播散的患者,推荐进行 36Gy 的脑脊髓放疗(CSI),病变局部最高可到 45~54Gy	4 级	C
CNS WHO 3 级室管膜瘤患者,在手术及放疗后,可以考虑进行化疗	2 级	B

推荐阅读

[1] AJTLER K W, WITT H, SILL M, et al. Molecular classification of ependymal tumors across all CNS compartments, histopathological grades, and age groups.

Cancer Cell, 2015, 27 (5): 728-743.

［2］BRANDES A A, CAVALLO G, RENI M, et al. A multicenter retrospective study of chemotherapy for recurrent intracranial ependymal tumors in adults by the Gruppo Italiano Cooperativo di Neuro-Oncologia. Cancer, 2005, 104 (1): 143-148.

［3］GILBERT M R, RUDA R, SOFFIETTI R. Ependymomas in adults. Curr Neurol Neurosci Rep, 2010, 10 (3): 240-247.

［4］GORNET M K, BUCKNER J C, MARKS R S, et al. Chemotherapy for advanced CNS ependymoma. J Neurooncol, 1999, 45 (1): 61-67.

［5］GRAMATZKI D, ROTH P, FELSBERG J, et al. Chemotherapy for intracranial ependymoma in adults. BMC Cancer, 2016, 16: 287.

［6］GREEN R M, CLOUGHESY T F, STUPP R, et al. Bevacizumab for recurrent ependymoma. Neurology, 2009, 73 (20): 1677-1680.

［7］JAREMKO J L, JANS L B, COLEMAN L T, et al. Value and limitations of diffusion-weighted imaging in grading and diagnosis of pediatric posterior fossa tumors. AJNR Am J Neuroradiol, 2010, 31 (9): 1613-1616.

［8］LIN Y, JEA A, MELKONIAN S C, et al. Treatment of pediatric Grade II spinal ependymomas: a population-based study. J Neurosurg Pediatr, 2015, 15 (3): 243-249.

［9］LOUIS D N, PERRY A, REIFENBERGER G, et al. The 2016 world health organization classification of tumors of the central nervous system: a summary. Acta Neuropathol, 2016, 131 (6): 803-820.

［10］MASSIMINO M, MICELI R, GIANGASPERO F, et al. Final results of the second prospective AIEOP protocol for pediatric intracranial ependymoma. Neuro Oncol, 2016, 18 (10): 1451-1460.

［11］MERCHANT T E, BOOP F A, KUN L E, et al. A retrospective study of surgery and reirradiation for recurrent ependymoma. Int J Radiat Oncol Biol Phys, 2008, 71 (1):

87-97.

［12］ ORFER C, TONN J, RUTKA J T. Ependymoma: a heterogeneous tumor of uncertain origin and limited therapeutic options. Handb Clin Neurol, 2016, 134: 417-431.

［13］ OSTROM Q T, GITTLEMAN H, TRUITT G, et al. CBTRUS statistical report: primary brain and other central nervous system tumors diagnosed in the United States in 2011—2015. Neuro Oncol, 2018, 20 (suppl 4): iv1-iv86.

［14］ RUDA R, BOSA C, MAGISTRELLO M, et al. Temozolomide as salvage treatment for recurrent intracranial ependymomas of the adult: a retrospective study. Neuro Oncol, 2016, 18 (2): 261-268.

［15］ RUDA R, REIFENBERGER G, FRAPPAZ D, et al. EANO guidelines for the diagnosis and treatment of ependymal tumors. Neuro Oncol, 2018, 20 (4): 445-456.

［16］ SHU H K, SALL W F, MAITY A, et al. Childhood intracranial ependymoma: twenty-year experience from a single institution. Cancer, 2007, 110 (2): 432-441.

［17］ TENSAOUTI F, DUCASSOU A, CHALTIEL L, et al. Prognostic and predictive values of diffusion and perfusion MRI in paediatric intracranial ependymomas in a large national study. Br J Radiol, 2016, 89 (1066): 20160537.

［18］ VILLANO J L, PARKER C K, DOLECEK T A. Descriptive epidemiology of ependymal tumours in the United States. Br J Cancer, 2013, 108 (11): 2367-2371.

［19］ WU J, ARMSTRONG T S, GILBERT M R. Biology and management of ependymomas. Neuro Oncol, 2016, 18 (7): 902-913.

［20］ ZACHAROULIS S, ASHLEY S, MORENO L, et al. Treatment and outcome of children with relapsed ependymoma: a multi-institutional retrospective analysis. Childs Nerv Syst, 2010, 26 (7): 905-911.

第八章

弥漫性中线胶质瘤的临床管理

一、概述

弥漫性中线胶质瘤是指发生于丘脑、脑干、脊髓等中线结构的高级别脑胶质瘤，是预后非常差的中枢神经系统肿瘤之一。最常见于儿童，发病高峰在6~7岁，因发病部位及浸润性生长的特点，治疗困难，预后极差，中位生存期仅有9~11个月，因此其是儿童脑肿瘤导致死亡的首要原因。尽管经过多年的努力，该疾病的治疗效果仍然没有得到明显的改善。

二、诊断和评估

(一) 临床表现

患者根据肿瘤发病的部位而具有相应的临床表现，由于此类疾病最常位于脑干，常常表现为共济失调、椎体束症状，以及外展神经麻痹的三联征。而外展神经麻痹常常是患者的首发症状，且该病起病较急，因此患者从出现症状到就诊常常在数日到1个月左右。需要注意的是，如果患者缓慢发病6个月以上，则需与其他疾病进行鉴别，如毛细胞星形细胞瘤、胚胎性肿瘤、血管性疾病，以及脱髓鞘疾病等。

(二) 影像学表现

首选的影像学检查为MRI平扫及增强扫描。典型的影像学表现为脑桥的弥漫性膨胀并包绕基底动脉。典型的肿瘤并无明显强化,少部分肿瘤在坏死周围有少许病变强化表现。而需与之相鉴别的毛细胞星形细胞瘤(CNS WHO 1 级)经常呈外生性生长并且界限清楚,可见囊变及明显的强化。而胚胎性肿瘤影像学呈明显异质性表现,可呈现不同的强化形式,在脑干以外的病变周围水肿明显。鉴于该疾病有中枢神经系统播散的倾向,如果患者出现相关的症状提示,需要行脊髓的 MRI 平扫及增强扫描。

（三）分子病理

随着微创手术技术的不断进步,对于中线部位肿瘤的手术及活检安全性已大大提高,能获得的活检标本越来越多,其内在生物遗传学特征也逐渐被发现。弥漫性中线胶质瘤涵盖了约 80% 的弥漫内生性脑桥胶质瘤(diffuse intrinsic pontine glioma,DIPG),包含多种组织病理类型,可具有任何一种已知的弥漫浸润性脑胶质瘤的组织病理学特点,在细胞形态学和基因遗传学上具有多态性和异质性,但均包含 *H3 K27* 基因的不同种类改变。2021 年 WHO 中枢神经系统肿瘤分类标准中,将其定义为:弥漫性中线胶质瘤,H3 K27 变异型,CNS WHO 4 级;属于儿童弥漫性高级别脑胶质瘤,CNS WHO 4 级。

诊断弥漫性中线胶质瘤,H3 K27 变异型必须具备以下 4 个条件:

1. 必须为弥漫性胶质瘤(毛细胞星形细胞瘤、室管膜瘤等非浸润性肿瘤除外)。

2. 位于中线部位(丘脑、脑干、脊髓等)。

3. 具有免疫组化 H3 K27me3 缺失。

4. 具有以下分子改变之一　①具有 H3 K27M 或 H3 K27I 突变;②具有致病性 EGFR 突变或扩增;③EZHIP

过表达;④具有弥漫性中线胶质瘤典型甲基化谱。

三、手术治疗

尽管现在对脑中线结构的解剖认识在不断加深,以及神经导航和术中监测技术在不断进步,但手术切除该类肿瘤仍存在高风险,且由于肿瘤的浸润性生长导致做不到完整切除,因此手术切除肿瘤不做常规推荐。如果患者影像学表现不典型,或者需要进行病理检测以指导下一步治疗或参加临床试验,推荐进行肿瘤组织穿刺活检手术。

四、放射治疗

尽管效果有限,放疗仍然是弥漫性中线胶质瘤的首选治疗。患者如不进行放疗,生存期不到 5 个月,如果进行放疗,可以延长生存约 3 个月。放疗方案推荐为放射总剂量 54Gy,分割为每次 1.8Gy 进行,共 6 周;而总量为 39Gy,13~16 个分割的放疗方案与前述方案总体效果相似,但是能显著减少医疗负担,尤其对于放疗时需要进行镇静的患儿更具有优势。

五、药物治疗

目前针对弥漫性中线胶质瘤尚无成熟的化疗方案。包括替莫唑胺以及 EGFR 小分子抑制剂在内的药物治疗都没有体现出明显的效果。鉴于此,推荐此类患者参加临床试验,以寻找可能的有效治疗方法。

尽管如此,人们还在不断探索新的治疗方法以尝试提高弥漫性中线胶质瘤的治疗效果。一种多巴胺受体拮抗剂 ONC201,具有介导细胞凋亡的作用,相关临床试验目前正在弥漫性中线胶质瘤中开展,部分结果报道平均 OS 为 18 个月。

弥漫性中线胶质瘤由于 H3 K27M 突变导致组蛋白 H3 K27 的三甲基化减低,从而影响基因组甲基化状态和表达,促进肿瘤发生。因此组蛋白去乙酰化酶抑制剂帕比司他(panobinostat)已经在临床试验中应用。除此之外,针对肿瘤表观遗传学改变的 JQ1 以及 THZ1 也在临床前的体内体外试验中获得了良好的效果,有很好的临床应用前景。

在一项 *EGFR* 单克隆抗体尼妥珠单抗联合放疗治疗新诊断弥漫内生性脑桥胶质瘤(DIPG)的 III 期临床试验中,平均 PFS 为 5.8 个月,平均 OS 为 9.4 个月。

鉴于免疫治疗在其他实体瘤中取得的成功,针对弥漫性中线胶质瘤的免疫治疗仍然是一个值得期望的方向。包括免疫检查点抑制剂 PD-1、PD-L1、CTLA-4(NCT03130959),以及针对 GD2、B7H3、Her2(NCT03500991)、EGFR806(NCT03638167)等靶点的 CAR-T 细胞治疗;溶瘤病毒(NCT03178032)和肿瘤疫苗疗法(NCT04911621)也在先后开展。

由于脑干部位的致密结构以及此类肿瘤血管的通透性差等原因,药物很难到达,更增加了此类肿瘤的治疗难度。因此旨在增加局部药物浓度的对流增强输送(convection enhanced delivery,CED)方法也在此类患者中有所应用。

六、其他治疗

弥漫性中线胶质瘤的定义来自 2016 年 WHO 中枢神经系统肿瘤分级,现有的临床试验主要是以其中的 DIPG 分类进行研究。在 DIPG 的临床试验中,由于 DIPG 发病率不高,纳入患者数目往往较少。有大量各种化疗药物及化疗药物联合方案的临床试验都未发现生存获益。表 8-1 是目前主要的弥漫性中线胶质瘤和

DIPG 治疗临床试验汇总。针对组蛋白去乙酰化酶抑制剂、免疫治疗等的治疗方案,目前还没有临床试验结果。

表 8-1 弥漫性中线胶质瘤治疗临床试验汇总

	临床试验	设计	纳入标准	治疗方案	试验结果
放射治疗	Janssens G O. *Int J Radiation Oncol Biol Phys.*2012	Ⅰ期 (*n*=27)	DIPG 症状发生 3 个月内,年龄 3~21 岁	低分割放疗(39Gy/ 13,44.8Gy/ 16)	对 OS、PFS 无意义,但减少医疗负担
	Zaghloul M S. *Radiotherapy and Oncology.* 2014	Ⅲ期 (*n*=71)	DIPG,年龄 <18 岁	低分割放疗(39Gy/ 13)*vs.* 传统放疗(54Gy/ 30)	对 OS、PFS 无意义,但减少医疗负担
其他治疗	Fleischhack G. *J Neuro-Oncol.*2019	Ⅲ期 (*n*=42)	DIPG 症状发生 3 个月内,年龄 3~21 岁	尼妥珠单抗 + 放疗 (54Gy)	OS 9.4 个月,PFS 5.8 个月
	Duchatel R J. *Neuro-Oncol Adv.*2021	回顾性 (*n*=28)	弥漫性中线胶质瘤	ONC201	OS 18 个月
	Chi A S. *J Neuro Oncol.* 2019	Ⅱ期 (*n*=14)	复发弥漫性中线胶质瘤	ONC201	复发后 OS 17 周
	Souweidane M M. *Lancet Oncol.* 2018	Ⅰ期 (*n*=25)	DIPG,年龄 3~21 岁,完成体外放疗 4~14 周	对流增强输送放射标记抗体 ^{124}I-8H9	对流增强输送具有有效性和安全性

注:DIPG. 弥漫内生性脑桥胶质瘤;OS. 总生存期;PFS. 无进展生存期。

弥漫性中线胶质瘤的诊疗流程

弥漫性中线胶质瘤诊疗流程见图 8-1,对影像学表现不典型的患者,推荐进行穿刺活检确认分子病理。治疗方案推荐放疗或考虑临床试验。

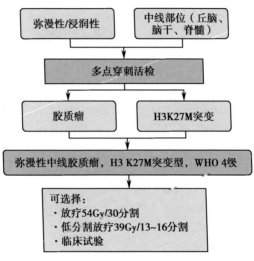

图 8-1 弥漫性中线胶质瘤诊疗流程图

推荐意见汇总

推荐意见	证据级别	推荐等级
H3 K27M 突变可采用免疫组化检测	1 级	A
对于影像学表现不典型或需要获取病理信息参加临床试验,以及针对性治疗的患者,建议穿刺活检	1 级	A

推荐意见	证据级别	推荐等级
推荐进行放疗	1 级	A
新诊断弥漫内生性脑桥胶质瘤可选择尼妥珠单抗联合放疗治疗	3 级	C
推荐参加临床试验	1 级	A

推荐阅读

［1］BECHET D, GIELEN G G, KORSHUNOV A, et al. Specific detection of methionine 27 mutation in histone 3 variants (H3K27M) in fixed tissue from high-grade astrocytomas. Acta Neuropathol, 2014, 128 (5): 733-741.

［2］BENDER S, TANG Y, LINDROTH A M, et al. Reduced H3K27me3 and DNA hypomethylation are major drivers of gene expression in K27M mutant pediatric high-grade gliomas. Cancer Cell, 2013, 24 (5): 660-672.

［3］CARAI A, MASTRONUZZI A, DE BENEDICTIS A, et al. Robot-assisted stereotactic biopsy of diffuse intrinsic pontineg glioma: a single-center experience. World Neurosurg, 2017, 101: 584-588.

［4］CAVALHEIRO S, YAGMURLU K, DA COSTA M D, et al. Surgical approaches for brainstem tumors in pediatric patients. Childs Nerv Syst, 2015, 31 (10): 1815-1840.

［5］COONEY T, LANE A, BARTELS U, et al. Contemporary survival endpoints: an International Diffuse Intrinsic Pontine Glioma Registry study. Neuro Oncol, 2017, 19 (9): 1279-1280.

［6］FISHER P G, BREITER S N, CARSON B S, et al. A clinicopathologic reappraisal of brain stem tumor classification. Identification of pilocystic astrocytoma and fibrillary astrocytoma as distinct entities. Cancer, 2000, 89 (7): 1569-1576.

［7］ FLEISCHHACK G, MASSIMINO M, WARMUTH-METZ M, et al. Nimotuzumab and radiotherapy for treatment of newly diagnosed diffuse intrinsic pontine glioma (DIPG): a phase Ⅲ clinical study. J Neurooncol, 2019, 143 (1): 107-113.

［8］ FRIED I, HAWKINS C, SCHEINEMANN K, et al. Favorable outcome with conservative treatment for children with low grade brainstem tumors. Pediatr Blood Cancer, 2012, 58 (4): 556-560.

［9］ GRASSO C S, TANG Y, TRUFFAUX N, et al. Functionally defined therapeutic targets in diffuse intrinsic pontine glioma. Nat Med, 2015, 21 (6): 555-559.

［10］ JANSSENS G O, JANSEN M H, LAUWERS S J, et al. Hypofractionation vs conventional radiation therapy for newly diagnosed diffuse intrinsic pontine glioma: a matched-cohort analysis. Int J Radiat Oncol Biol Phys, 2013, 85 (2): 315-320.

［11］ LEWIS P W, MÜLLER M M, KOLETSKY M S, et al. Inhibition of PRC2 activity by a gain-of-function H3 mutation found in pediatric glioblastoma. Science, 2013, 340 (6134): 857-861.

［12］ LOUIS D N, GIANNINI C, CAPPER D, et al. cIMPACT-NOW update 2: diagnostic clarifications for diffuse midline glioma, H3K27M-mutant and diffuse astrocytoma/anaplastic astrocytoma, IDH-mutant. Acta Neuropathol, 2018, 135 (4): 639-642.

［13］ LOUIS D N, PERRY A, REIFENBERGER G, et al. The 2016 World Health Organization Classification of Tumors of the Central Nervous System: a summary. Acta Neuropathol, 2016, 131 (6): 803-820.

［14］ MAJZNER R G, THERUVATH J L, NELLAN A, et al. CAR T cells targeting B7-H3, a pan-cancer antigen, demonstrate potent preclinical activity against pediatric solid tumors and brain tumors. Clin Cancer Res, 2019, 25 (8): 2560-2574.

[15] MOUNT C W, MAJZNER R G, SUNDARESH S, et al. Potent antitumor efficacy of anti-GD2 CAR T cells in H3-K27M (+) diffuse midline gliomas. Nat Med, 2018, 24 (5): 572-579.

[16] NAGARAJA S, VITANZA N A, WOO P J, et al. Transcriptional dependencies in diffuse intrinsic pontine glioma. Cancer Cell, 2017, 31 (5): 635-652.

[17] PIUNTI A, HASHIZUME R, MORGAN M A, et al. Therapeutic targeting of polycomb and BET bromodomain proteins in diffuse intrinsic pontine gliomas. Nat Med, 2017, 23 (4): 493-500.

[18] PUGET S, BECCARIA K, BLAUWBLOMME T, et al. Biopsy in a series of 130 pediatric diffuse intrinsic pontine gliomas. Childs Nerv Syst, 2015, 31 (10): 1773-1780.

[19] SCHWARTZENTRUBER J, KORSHUNOV A, LIU X Y, et al. Driver mutations in histone H3. 3 and chromatin remodelling genes in paediatric glioblastoma. Nature, 2012, 482 (7384): 226-231.

[20] SOUWEIDANE M M, KRAMER K, PANDIT-TASKAR N, et al. Convection-enhanced delivery for diffuse intrinsic pontine glioma: a single-centre, dose-escalation, phase 1 trial. Lancet Oncol, 2018, 19 (8): 1040-1050.

[21] SOUWEIDANE M M, KRAMER K, PANDIT-TASKAR N, et al. Convection-enhanced delivery for diffuse intrinsic pontine glioma: a single-centre, dose-escalation, phase 1 trial. Lancet Oncol, 2018, 19 (8): 1040-1050.

[22] VELDHUIJZEN VAN ZANTEN S E, JANSEN M H, SANCHEZ ALIAGA E, et al. A twenty-year review of diagnosing and treating children with diffuse intrinsic pontine glioma in the Netherlands. Expert Rev Anticancer Ther, 2015, 15 (2): 157-1564.

[23] WU G, BRONISCER A, MCEACHRON T A, et al. Somatic histone H3 alterations in pediatric diffuse intrinsic pontine

gliomas and non-brainstem glioblastomas. Nat Genet, 2012, 44 (3): 251-253.

［24］ZAGHLOUL M S, ELDEBAWY E, AHMED S, et al. Hypofractionated conformal radiotherapy for pediatric diffuse intrinsic pontine glioma (DIPG): a randomized controlled trial. Radiother Oncol, 2014, 111 (1): 35-40.

第九章

老年脑胶质瘤的临床管理

一、概述

国际上对老年的定义没有统一的标准,世界卫生组织(WHO)定义 60~74 岁为低龄老人,即 ≥60 岁可定义为老年人;而美国国立综合癌症网络(NCCN)定义 65~75 岁为低龄老人,即 ≥65 岁定义为老年人;而从生物学的角度来看,≥70 岁的人群生理、病理和代谢情况的变化及对治疗所产生的不良反应较成人更为明显。就老年肿瘤学所涉及的原发神经系统肿瘤疾病谱而言,老年脑胶质瘤中的胶质母细胞瘤(GBM)占据了主导地位。

在整体人群中,GBM 发病率会随着年龄的增长而增加,65 岁以上的 GBM 患者发病率为年轻人群的 2.63 倍,而在 75~84 岁的人群中发病率达到峰值。虽然没有经过试验验证的年龄分界点,但是针对十余万 GBM 患者长达 17 年的流行病学研究发现,在成人中患者年龄每增加 10 岁,生存率便会出现一次显著下降,且治疗效果也会逐渐变差。目前我国已进入老龄化社会,与年轻人群 GBM 患者相比,老年 GBM 患者预后情况更差,应更加关注。但近 20 年间针对老年脑胶质瘤患者治疗的国际多中心 Ⅱ/Ⅲ 期临床试验仅仅十余项,显然不能满足老龄化社会对老年 GBM 患者医疗管理及人文照护的要求。另外,有关老年 GBM 的临床诊疗指南性文献很少,老年 GBM 患者的诊疗规范性缺乏指引。

二、诊断与评估

(一) 分子遗传学

老年脑胶质瘤的组织病理分型与一般成人胶质瘤并无太大差异,但老年 GBM 分子遗传学方面存在下述特点:

1. 基因组不稳定　与<45 岁的 GBM 患者相比,>70 岁的 GBM 患者 ATRX、BRAF、TP53 突变率明显下降,而 PTEN 基因突变率明显增加。

2. 表观遗传学改变　多个研究表明衰老相关的表观遗传学标签与 GBM 患者生存相关。

3. 分子亚型　根据遗传学及表观遗传学特点进行归纳统计分类后,发现>50 岁的 GBM 患者多属于以下两个 GBM 分子亚型。

(1)RTK 2 型:遗传学特点为 EGFR 扩增,CDKN2A/B 缺失,PTEN 突变,TERT 启动子突变,7 号染色体获得和 10 号染色体缺失。

(2)间质型:遗传学特点为 TERT 启动子突变,7 号染色体获得和 10 号染色体缺失。

4. 与预后相关的分子标记物　TP53 的突变率与患者的年龄显著相关,并且在>70 岁的老年 GBM 患者中,TP53 突变预示着不良的预后;EGFR 的扩增也与年龄相关,在老年 GBM 患者中,高表达 EGFR 者提示较好的预后。同时,MGMT 启动子甲基化检测在老年人中具有重要意义,根据 2021 年 WHO 指南,虽然健康的老年患者可能获益于放化疗,但是对于衰弱的患者,MGMT 启动子甲基化状态可能会影响化疗和放疗之间的选择,目前 MGMT 启动子甲基化检测已成为多个欧洲国家的标准做法。

(二) 老年脑胶质瘤术前综合评估

考虑到老年患者的基础情况较复杂,对手术耐受欠佳,在确定是否可行手术治疗时,应有针对性地进行术前评估,以确保更好地对老年患者进行个体化治疗。尽管目前指南已采用功能状态评估(KPS)对老年患者群体进行治疗前的评价及分层,但该评估手段仍不够全面。

目前在老年脑胶质瘤患者中,术前评估项目可包括各系统一般状况、认知能力、合并症、衰弱指数、日常生活能力、生活质量、营养状态、实验室检查指标等多个方面。同时,并非所有老年患者均合并复杂的健康状况,考虑到全面的老年综合评估(comprehensive geriatric assessment, CGA)耗时较长,老年患者可先接受老年评估筛查,若筛查发现存在明确的预后相关危险因素,再进一步完成全面的评估检查,综合考虑患者是否能耐受手术治疗;而对于筛查无异常者,则可直接进行手术治疗。

1. 老年评估筛查 2018 年美国临床肿瘤学会在对于老年肿瘤患者化疗前的相关指南中指出,化疗前进行"老年评估"能够预测患者化疗后毒性反应发生的情况,同时亦可对治疗后患者的死亡概率进行预测。该指南指出,可从功能状态、跌倒、合并症、认知能力、抑郁状态及营养状态等方面进行评估。该评估选择量表的方式如下:①功能状态评估,选择工具性日常生活活动量表;②认知能力评估,选用迷你认知能力量表;③抑郁状态评估,选用老年抑郁程度量表;④跌倒和营养状态评估,均选用提问的方式,如跌倒可询问患者在过去 6 个月中发生过几次跌倒的情况,营养状态可询问患者是否出现了预料外的体重减轻,或者相比基线体重降低超过 10%,或者体重指数 <21kg/m^2。

除上述单项筛查项目外,较为常用的综合筛查工具为老年评估 8 项(geriatric-8,G8)问卷。目前有研究显示,G8 问卷对老年肿瘤患者的 1 年生存率具有独立预测能力,且具有良好的灵敏度,故老年脑胶质瘤患者是否可耐受手术治疗的筛查,亦可参照该内容进行。若患者无危险因素,则可考虑行手术治疗;若患者合并较多危险因素,则推荐进一步行完整的术前评估内容,综合判断患者对手术的耐受情况。

老年肿瘤患者治疗前的综合筛查工具除常用的 G8 问卷外,还包括简明老年综合评估(abbreviated comprehensive geriatric assessment,aCGA)、衰弱老年人筛查(vulnerable elders survey-13,VES-13)、改良衰弱表型筛查工具(modified frailty phenotype,mFP)、韩国老年肿瘤研究组评分(the Korean cancer study group geriatric score-7,KG-7)等。aCGA 是 CGA 评估的简化版,量表共 15 项,与 CGA 相同,aCGA 针对的患者群体主要为老年肿瘤患者,与 CGA 的相关性可达 84%~96%。另一常用的筛查工具 VES-13 亦在癌症患者中显示出了实用性。

2. 合并症情况　由于老年患者基础疾病较多,对手术、放疗、化疗等治疗方案的耐受性较一般成年患者差,因此术前针对合并症情况建立总体评价标准显得尤为重要。

Fiorentino 等在一项针对老年 GBM 患者的研究中,采用查尔森合并症指数(CCI)对患者的合并症情况进行了分析,发现在 33 例患者中,CCI 对患者的生存期产生了显著影响。

Ening 等在对胶质瘤患者的预后影响因子进行分析时,同样发现患者的合并症情况对预后影响显著;结果显示患者年龄 >65 岁、KPS ≤ 70、CCI>3 与较差的总生存期(OS)及无进展生存期(PFS)显著相关。

Villani 等在一项纳入 118 例患者的单中心回顾性研究中,再次对合并症在老年 GBM 患者的预后预测作用方面进行了研究,发现确诊时高龄、高合并症评分,以及患者的一般情况差均为预后较差的预测因子。

上述研究均证明了对胶质瘤,尤其是老年脑胶质瘤患者进行治疗前合并症评估的必要性。对于合并症情况的评估,推荐量表为 CCI。

3. 认知评估　认知评估在术前评估中非常重要,与老年患者的长期预后相关。在老年脑胶质瘤患者中,认知受损可以作为独立因素预测手术预后,在经放疗的人群中也有类似结果。研究显示,简易精神状态检查(MMSE)评分更高的老年脑胶质瘤患者能获得更长的 OS。关于认知的评估方法,目前常用的量表除 MMSE 外,还有蒙特利尔认知评估(MoCA)量表。在 Rambeau 等开展的一项前瞻性研究中,研究者们探究了这两种量表的评估结果,结果证实 MoCA 量表比 MMSE 在评估老年肿瘤患者认知损害时有更高的阳性率,故认为在评估认知功能损害时,MoCA 量表比 MMSE 更合适。因此,推荐在认知评估时优先选择 MoCA 量表进行评估。

4. 衰弱状态　在 CGA 体系中,对老年患者衰弱状态进行评估是不可或缺的环节。Cloney 等针对衰弱状态进行了研究,针对老年 GBM 患者的回顾性研究表明,衰弱高评分患者接受病灶切除手术的可能性更小,住院时间更长,并发症发生的危险性更大,且 OS 更短。既往一系列研究报道发现,在进行评估后,相当一部分神经肿瘤学者会根据患者的衰弱状态和认知评估结果对诊疗决策进行调整,进一步说明进行治疗前对老年脑胶质瘤患者进行全面评估,尤其是衰弱指数评估的必要性。对于衰弱状态评估,推荐使用衰弱程度量表。

5. 生活质量　近年来,生活质量正逐渐成为评价患者预后的一项标准,并受到越来越多临床医师的关注。有研究表明,该指标对患者的预后也能起到预测作用。在一项纳入了 237 例复发高级别脑胶质瘤患者的前瞻性研究中,探究了生活质量和衰弱状态对患者预后的影响,结果发现生活质量问卷(QLQ-C30)评估得分较低的胶质瘤患者,在治疗后易出现语言障碍、思维混乱、运动功能受限等问题,这一结果对预后判断具有重要价值。目前针对多种癌种的癌症患者,临床常用的生活质量评估量表为 QLQ-C30,对于脑肿瘤患者推荐可同时联用该量表体系中针对脑肿瘤患者的分量表 QLQ-BN20。

6. 营养状态　营养不良是老年肿瘤患者生存期缩短的危险因素,对治疗的耐受性也会受到影响,这部分老年人营养欠佳的状态通常不易察觉,从而增加了患者非传染性慢性疾病,甚至死亡的风险。因此老年脑胶质瘤患者亦应进行治疗前营养状态评估,以更加全面地了解患者对各项治疗手段的耐受情况。推荐使用目前国际上应用最为广泛的简明营养状态(mini-nutritional assessment,MNA)量表或该量表的简化版(short-form MNA)。MNA 量表通过摄食情况、生活习惯、身体素质以及主观评定 4 部分评价患者营养状态,对诊疗方法和药物使用具有指导意义。

7. 内科相关情况评估

(1)心血管系统:老年患者中很大一部分合并心血管相关疾病,且该疾病对患者是否可耐受全身麻醉手术存在较为显著的影响,因此在术前对老年患者心血管系统进行内科情况评估显得尤为必要。根据欧洲心血管病协会和美国心脏病学会联合发布的老年患者术前心脏评估相关指南,通过了解患者既往心脏病史、当前症状表现及对活动耐量的评估,能够较为迅速地了解患者的心血管系统情况。

神经系统手术属于中等心血管风险手术,其术前心血管病治疗如下:

1)血压控制在稳定范围。

2)如患者已正在服用 β 受体阻滞剂和他汀类药物,应继续服用;对于合并冠状动脉粥样硬化性心脏病的患者,应至少在术前 2 日加用 β 受体阻滞剂,并在术后继续使用,从而达到控制心率及血压的目的。

3)合并心力衰竭的患者,术前应加用血管紧张素转换酶抑制剂。

(2)呼吸系统:考虑到老年脑胶质瘤患者手术绝大多数为全身麻醉手术,且术后早期下地活动的遵医嘱率较低,故术后发生呼吸系统相关并发症的可能性显著增高。从目前研究来看,术后呼吸系统并发症的危险因素包括慢性阻塞性肺疾病、一般健康状况较差、日常生活不能自理、心功能不全、肥胖/体重减轻、吸烟、谵妄、酗酒、吞咽困难等,故以上情况均为术前应进行评估的项目。对于具有上述危险因素的患者,推荐术前采取相应措施预防术后并发症的发生,如术前 6~8 周戒烟、呼吸锻炼、学习呼吸控制及咳嗽技巧等。

(3)泌尿系统:对于合并肾功能不全的患者,术前需对其肌酐清除率进行计算分析,推荐使用 Cockcroft-Gault 公式计算。该项评估对患者术中麻醉药物剂量的使用及术后用药均有指导意义。

(4)内分泌系统:在内分泌系统评估方面,主要关注的指标为血糖水平。在术前评估时,应注意降血糖药的情况。根据进食变化,及时调整药物,避免发生血糖过低或过高,并维持水、电解质正常。

8. 陪伴照护者 老年脑肿瘤患者治疗管理流程中不可忽视的一个关键因素是照护者(caregiver)。照护者作用包括：①短时间内帮助将患者运送至医疗机构；②提供日常护理及处理紧急情况；③观察患者疗效并及时发现并发症；④加强家属和医务人员之间的沟通；⑤调解各种误解、冲突，提供情感支持和慰藉。

理想的照护者可以在调解家庭冲突及医患冲突方面发挥重要作用。正确有效的护理可影响治疗选择、提高治疗依从性并降低严重并发症风险。当老年脑肿瘤患者已经无法独立完成基本的日常生活活动时，其健康维护、生活质量，甚至生存，都可能取决于照护者，故治疗预后很大程度上可由照护者的情况来预测。因此，是否有理想的陪伴照护者对老年脑肿瘤患者是十分重要的环节，可能直接影响患者预后。

三、手术治疗

NCCN 指南及中国《脑胶质瘤诊疗规范(2018 年版)》推荐，对于评估后显示可耐受手术治疗的老年脑胶质瘤患者，应进行手术治疗。

现有的几项临床试验均显示，在经过谨慎评估、筛选的老年 GBM 病例中，行手术病灶切除可以使老年 GBM 患者得到生存获益。有研究分析了老年 GBM 患者(>65 岁)的手术方式对其生存期的影响，结果发现进行手术切除病灶的患者，中位生存期为进行活检手术患者的 2.757 倍。

另有一项综合了 34 项临床研究的荟萃分析比较了手术全切除病灶、部分切除病灶和进行活检手术的老年高级别脑胶质瘤患者的生存期和术后功能恢复情况，结果显示：无论是 OS 还是 PFS，进行病灶全切除的患者都获得了明显的获益，并且全切除更有利于患者术后功能的恢复。

近期针对不同年龄阶段老年高级别脑胶质瘤的研究结果显示,在>65岁的老年 GBM 患者中,不论处于何年龄阶段,行病灶全切除手术的患者均预后最佳,进一步说明了该手术方式对老年患者的意义。但是不可否认的是,随着年龄的增加,手术的风险也明显增加,该变化趋势提示,对老年脑胶质瘤患者进行手术前综合评估的重要性越来越显著。

研究结果显示,对于老年 GBM 患者这一特殊群体进行老年综合评估(CGA)后,对评估结果满意的患者进行手术切除能够具有良好的安全性,并可得到临床获益。因此,对老年患者是否推荐手术,应根据每名患者的综合状态评估决定,评估结果较好的老年 GBM 患者,推荐行手术治疗;而80岁以上及术前评估结果较差的患者,不推荐手术治疗。

四、放射治疗

NCCN 指南及《中国脑胶质瘤临床管理指南2020》在放疗方面推荐:KPS ≥ 60的老年 GBM 患者可参加临床试验,或者短程大分割放疗同步及辅助替莫唑胺(TMZ)化疗,或者单独行短程大分割放疗,或者标准放疗同步及辅助 TMZ ± 肿瘤电场治疗;若患者 KPS<60,放疗方面推荐单独使用短程大分割放疗。

目前,针对放疗涌现了许多相关的临床研究。

法国一项临床试验针对入组的 KPS ≥ 70 的70岁以上 GBM 患者,进行了放疗(50.4Gy/1.8Gy)加支持治疗,与仅支持治疗组相比,前者 OS 得到延长(21.0周 vs. 16.9周)。

另一项加拿大的临床试验比较了低分割放疗(40Gy/15fx/3周)和标准放疗,结果发现 OS 并没有明显差距(5.6 个月 vs.5.1 个月)。而在其后续试验中也证明,对于新诊断的老年 GBM 患者,更短程的局灶性放疗(25Gy/5fx/1 周)和低分割放疗(40Gy/15fx/3 周)在 OS 和 PFS 方面没有显著差异(7.9 个月 vs. 6.4 个月;4.2 个月 vs. 4.2 个月),但由于该研究有一定的局限性,因此该放疗方案仍有一定的争议。

德国神经肿瘤研究学组 NOA-08 临床试验中,对常规多分割放疗和增强药物密度方案单独化疗进行了比较,结果显示单独化疗效果不低于放疗效果,且还体现出 MGMT 启动子甲基化患者进行化疗后有明显生存受益。

北欧脑肿瘤研究组临床试验结果也显示,与标准放疗组方案相比,TMZ 化疗组生存获益显著(8.3 个月 vs. 6.0 个月),且在年龄>70 岁人群的 OS 方面,TMZ 化疗组及低分割放疗组(34Gy/3.4Gy)明显优于标准放疗组。

上述研究均表明,对于高龄胶质瘤患者,放疗相比其他治疗方案,并不能使其获益更多。

2017 年发表的全球多中心 Ⅲ 期临床试验中,对于≥65 岁的老年 GBM 患者,在短程放疗(40.05Gy/15fx/3 周)基础上联合 TMZ 化疗,其 OS 明显长于单独短程放疗者。近年几项与老年 GBM 放疗相关的 Ⅲ 期临床试验已证实了短程放疗的有效性,使老年 GBM 放疗决策制定方面具有循证医学证据支持。

因此,NCCN 指南中认为对于老年患者,应当考虑大分割加速疗程,以便在 2~4 周内完成治疗。经典的放疗方案是 34Gy/10fx 或 40.05Gy/15fx。而对于肿瘤较小或耐受力差的患者,可以考虑 25Gy/5fx 的方案。

五、药物治疗

NCCN 指南及《中国脑胶质瘤临床管理指南

2020》在药物治疗方面推荐:KPS≥60的老年GBM患者,可参加临床试验,或者短程大分割放疗同步及辅助TMZ化疗,或者使用GBM标准治疗方案±肿瘤治疗电场治疗;若MGMT启动子甲基化,可推荐单一TMZ化疗;若KPS<60,推荐或单一TMZ化疗,或进行姑息治疗。而对于低级别脑胶质瘤,NCCN指南中指出:虽然目前没有前瞻性证据支持,但是由于PCV方案在老年患者中更难耐受,因此用RT+TMZ代替RT+PCV可能是合理的。

老年GBM患者进行TMZ化疗有助于提高患者的OS及PFS。多项研究均提示MGMT启动子甲基化状态在老年患者中不仅具有预后作用,而且对于TMZ是否获益具有预测作用。

2012年意大利的一项联合了手术、低分割放疗,以及TMZ化疗的研究发现,MGMT启动子甲基化组老年GBM患者的中位生存期达到了15.8个月。因此,MGMT启动子甲基化状态成为治疗选择的重要指标。

在此基础上,一项Ⅲ期临床试验对比低分割放疗联合TMZ化疗与单独低分割放疗之间的生存差异,结果证实短程放疗联合TMZ化疗可以明显提高患者的OS和PFS(OS 9.3个月 *vs.* 7.6个月;PFS 5.3个月 *vs.* 3.9个月)其中MGMT启动子甲基化的患者获益更多;另有研究证明低分割放疗联合TMZ化疗具有可耐受的毒性。

目前,最新的NCCN指南建议,对70岁以上的新诊断GBM患者可采用术后单独低分割放疗(在2~3周内完成治疗)或是联合TMZ治疗。并且,如果无特定禁忌证,不建议放弃TMZ,尤其是在MGMT启动子甲基化存在的情况下。

在靶向治疗方面,贝伐单抗用于治疗复发老年GBM,以及联合TMZ治疗KPS较低的新诊断老年

GBM 患者得到了关注。近年已完成的两项贝伐单抗治疗新诊断 GBM 患者的Ⅲ期临床试验（AVAglio，RTOG 0825），均未使 OS 获益，所以多项指南均未推荐贝伐单抗用于新诊断 GBM 患者的治疗。

但对于老年 GBM 患者这类特殊人群，法国一项多中心Ⅱ期临床试验发现，联合应用 TMZ 和贝伐单抗在 KPS 较低的老年 GBM 患者中，得到了令人满意的治疗效果，同时老年患者对该疗法的耐受性也较好。

此外，瑞士的一项试验表明，在大分割放疗中加入贝伐单抗虽然不能改变 OS，但是能够延长 RTK 1 型和前神经元型 GBM 患者的 PFS，因此贝伐单抗或许对于老年 GBM 患者而言是一种潜在的有效药物治疗选择。除上述治疗方案外，近年来亦有其他一些临床试验针对老年脑胶质瘤患者的药物治疗进行了探索，例如尝试在放疗的基础上联合羟氯喹等，虽然研究并未取得令人振奋的结果，但也为该类特殊群体的药物治疗提供了新思路。

目前针对老年 GBM 患者的包括手术及放化疗在内的综合治疗，使患者获得了一定的生存获益，且已有获益的研究多是针对 KPS 较高的患者进行的，针对 KPS 较低的老年患者的治疗研究较少。进一步提示，对于老年 GBM 患者进行治疗前评估，筛选出对治疗反应好的患者，对治疗决策的制定非常重要。同时，针对老年 GBM 患者的治疗手段应该贯彻老年肿瘤学的治疗原则，继续朝着高疗效、低毒性、低费用的方向努力。找到对预后有预测作用的分子标记物也刻不容缓。此外，由于老年 GBM 患者的预后差，该类患者的治疗还应包括缓和医疗及生命终末期的治疗。

表 9-1 主要对目前老年脑胶质瘤患者的放疗及药物治疗的重要临床试验特点及结果进行了总结。

表9-1 老年脑胶质瘤临床试验汇总

	临床试验	试验设计	患者特点	治疗方案	结果
放疗	Malmstrom A.*Lancet Oncol.*2012	Ⅲ期 (*n*=342)	≥60岁	低分割放疗 vs. 标准放疗	标准放疗与不良预后相关,特别是对于70岁以上的患者
	Roa W.*J Clin Oncol.*2015	Ⅲ期 (*n*=98)	≥50岁	短程放疗 vs. 标准放疗	短程放疗与标准放疗对老年GBM患者的生存无显著影响
药物治疗	Malmstrom A.*Lancet Oncol.*2012	Ⅲ期 (*n*=342)	≥60岁	TMZ/低分割放疗 vs. 标准放疗	与标准放疗方案相比,2周的低分割放疗或单一使用TMZ化疗可以使老年GBM患者的生存受益
	Stupp R.*Lancet Oncol.*2009	Ⅲ期 (*n*=573)	GBM患者	放疗联合TMZ vs. 单用放疗	在放疗基础上联合使用TMZ能够显著延长老年GBM患者的生存期
	Perry J R.*N Engl J Med.*2017	Ⅲ期 (*n*=562)	65岁以上的新诊断GBM患者	短程放疗联合TMZ vs. 单用短程放疗	在短程放疗基础上联合应用TMZ将显著延长老年脑胶质瘤患者的生存期
	NOA-08 (Wick A.*Neuro Oncol*2020)	Ⅲ期 (*n*=292)	65岁以上的高级别脑胶质瘤患者	单用TMZ与单用放疗	对老年患者整体,单用TMZ与单用放疗方案无显著差异

注:TMZ. 替莫唑胺;GBM. 胶质母细胞瘤。

老年胶质母细胞瘤的诊疗流程

老年胶质母细胞瘤的诊疗流程见图 9-1。

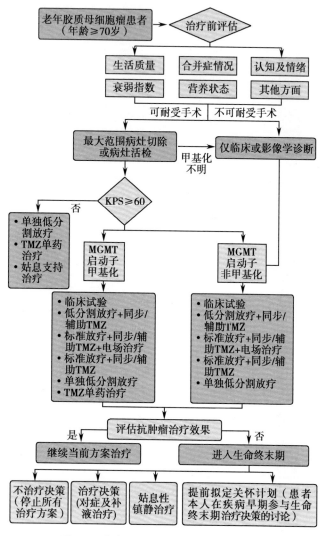

图 9-1 老年胶质母细胞瘤的诊疗流程图

TMZ. 替莫唑胺；KPS. 功能状态评估。

推荐意见汇总

推荐意见	证据级别	推荐等级
诊断与评估		
推荐先行老年综合评估,根据评估结果选择适当治疗	3 级	B
手术治疗		
对于综合评估较好的老年患者,推荐进行肿瘤全切除	1 级	A
放疗与化疗		
老年脑胶质瘤患者 KPS<60,MGMT 启动子甲基化患者建议单用 TMZ 化疗;MGMT 启动子甲基化阴性患者建议放疗或缓和医疗	2 级	B
老年脑胶质瘤患者 KPS ≥ 60,建议短程同步放化疗 + 辅助 TMZ 化疗,或者联合电场治疗	2 级	B
建议综合评估较差的患者接受缓和医疗	4 级	C

注:TMZ. 替莫唑胺;KPS. 功能状态评估。

推荐阅读

［1］周丽平,孙建萍,杨支兰,等. 养老机构老年人营养管理研究进展. 中国老年学杂志, 2016, 36 (3): 753-755.

［2］朱鸣雷,黄宇光,刘晓红,等. 老年患者围手术期管理北京协和医院专家共识. 协和医学杂志, 2018, 9 (1): 36-41.

［3］ALMENAWER S A, BADHIWALA J H, ALHAZZANI W, et al. Biopsy versus partial versus gross total resection in older patients with high-grade glioma: a systematic review and meta-analysis. Neuro Oncol, 2015, 17 (6): 868-881.

［4］BALDUCCI L, EXTERMANN M. Management of cancer in the older person: a practical approach. Oncologist, 2000, 5 (3): 224-237.

［5］BASIC D, SHANLEY C. Frailty in an older inpatient population: using the clinical frailty scale to predict patient outcomes. J Aging Health, 2015, 27 (4): 670-685.

［6］BATCHELOR T T, BETENSKY R A, ESPOSITO J M, et al. Age-dependent prognostic effects of genetic alterations in glioblastoma. Clin Cancer Res, 2004, 10 (1): 228-233.

［7］CLONEY M, D'AMICO R, LEBOVIC J, et al. Frailty in geriatric glioblastoma patients: a predictor of operative morbidity and outcome. World Neurosurg, 2016, 89: 362-367.

［8］ENING G, OSTERHELD F, CAPPER D, et al. Charlson comorbidity index: an additional prognostic parameter for preoperative glioblastoma patient stratification. J Cancer Res Clin Oncol, 2015, 141 (6): 1131-1137.

［9］EXTERMANN M, AAPRO M, BERNABEI R, et al. Use of comprehensive geriatric assessment in older cancer patients: recommendations from the task force on CGA of the International Society of Geriatric Oncology (SIOG). Crit Rev Oncol Hematol, 2005, 55 (3): 241-252.

［10］FIORENTINO A, CAIVANO R, CHIUMENTO C, et al. Comorbidity assessment and adjuvant radioche-motherapy in elderly affected by glioblastoma. Med Oncol, 2012, 29 (5): 3467-3471.

［11］FIORENTINO A, CAIVANO R, CHIUMENTO C, et al. Comorbidity assessment and adjuvant radioche-motherapy in elderly affected by glioblastoma. Med Oncol, 2012, 29 (5): 3467-3471.

［12］FLEISHER L A, FLEISCHMANN K E, AUERBACH A D, et al. 2014 ACC/AHA guideline on perioperative cardiovascular evaluation and management of patients undergoing noncardiac surgery: a report of the American College of Cardiology/American Heart Association Task

Force on practice guidelines. J Am Coll Cardiol, 2014, 64 (22): e77-e137.

[13] HANSSON L, LITHELL H, SKOOG I, et al. Study on cognition and prognosis in the elderly (SCOPE): baseline characteristics. Blood Press, 2000, 9 (2-3): 146-151.

[14] IWAMOTO F M, REINER A S, PANAGEAS K S, et al. Patterns of care in elderly glioblastoma patients. Ann Neurol, 2008, 64 (6): 628-634.

[15] KEIME-GUIBERT F, CHINOT O, TAILLANDIER L, et al. Radiotherapy for glioblastoma in the elderly. N Engl J Med, 2007, 356 (15): 1527-1535.

[16] LÓPEZ-OTÍN C, BLASCO M A, PARTRIDGE L, et al. The hallmarks of aging. Cell, 2013, 153 (6): 1194-1217.

[17] MALMSTRÖM A, GRØNBERG B H, MAROSI C, et al. Temozolomide versus standard 6-week radiotherapy versus hypofractionated radiotherapy in patients older than 60 years with glioblastoma: the Nordic randomised, phase 3 trial. Lancet Oncol, 2012, 13 (9): 916-926.

[18] MOHILE S G, DALE W, SOMERFIELD M R, et al. Practical assessment and management of vulnerabilities in older patients receiving chemotherapy: ASCO guideline for geriatric oncology. J Clin Oncol, 2018, 36 (22): 2326-2347.

[19] NASREDDINE Z S, PHILLIPS N A, BEDIRIAN V, et al. The montreal cognitive assessment, MoCA: a brief screening tool for mild cognitive impairment. J Am Geriatr Soc, 2005, 53 (4): 695-699.

[20] OSTROM Q T, GITTLEMAN H, XU J, et al. CBTRUS statistical report: primary brain and other central nervous system tumors diagnosed in the United States in 2009—2013. Neuro Oncol, 2016, 18 (suppl 5): v1-v75.

[21] OVERCASH J A, BECKSTEAD J, EXTERMANN M, et al. The abbreviated comprehensive geriatric assessment (aCGA): a retrospective analysis. Crit Rev Oncol

Hematol, 2005, 54 (2): 129-136.

[22] PASZAT L, LAPERRIERE N, GROOME P, et al. A population-based study of glioblastoma multiforme. Int J Radiat Oncol Biol Phys, 2001, 51 (1): 100-107.

[23] PERRY J R, LAPERRIERE N, O'CALLAGHAN C J, et al. Short-course radiation plus temozolomide in elderly patients with glioblastoma. N Engl J Med, 2017, 376 (11): 1027-1037.

[24] PETERS K B, WEST M J, HORNSBY W E, et al. Impact of health-related quality of life and fatigue on survival of recurrent high-grade glioma patients. J Neurooncol, 2014, 120 (3): 499-506.

[25] REIFENBERGER G, WIRSCHING H G, KNOBBE-THOMSEN C B, et al. Advances in the molecular genetics of gliomas—implications for classification and therapy. Nat Rev Clin Oncol, 2017, 14 (7): 434-452.

[26] REYES-BOTERO G, CARTALAT-CAREL S, CHINOT O L, et al. Temozolomide plus bevacizumab in elderly patients with newly diagnosed glioblastoma and poor performance status: an ANOCEF phase II trial (ATAG). Oncologist, 2018, 23 (5): 524-544.

[27] ROA W, BRASHER P M A, BAUMAN G, et al. Abbreviated course of radiation therapy in older patients with glioblastoma multiforme: a prospective randomized clinical trial. J Clin Oncol, 2004, 22 (9): 1583-1588.

[28] VALLET-REGÍ M, MANZANO M, RODRIGUEZ-MAÑAS L, et al. Management of cancer in the older age person: an approach to complex medical decisions. Oncologist, 2017, 22 (3): 335-342.

[29] VANDERWALDE N, JAGSI R, DOTAN E, et al. NCCN guidelines insights: older adult oncology, version 2. 2016. J Natl Compr Canc Netw, 2016, 14 (11): 1357-1370.

[30] VILLANI V, TANZILLI A, TELERA S M, et al. Comorbidities in elderly patients with glioblastoma: a field-

practice study. Future Oncol, 2019, 15 (8): 841-850.

［31］ VUORINEN V, HINKKA S, FÄRKKILÄ M, et al. Debulking or biopsy of malignant glioma in elderly people-a randomised study. Acta Neurochir (Wien), 2003, 145 (1): 5-10.

［32］ WICK A, KESSLER T, PLATTEN M, et al. Superiority of temozolomide over radiotherapy for elderly patients with RTK Ⅱ methylation class, MGMT promoter-methylated malignant astrocytoma. Neuro Oncol, 2020, 22 (8): 1162-1172.

第十章

脑胶质瘤并发症的临床管理

一、胶质瘤相关癫痫

（一）概述

胶质瘤相关癫痫（glioma-related epilepsy，GRE）可以定义为继发于胶质瘤的症状性癫痫发作。GRE 是低级别脑胶质瘤患者常见的首发症状，也有部分患者在病程中后期发作，其整体发病率可达 65%~90%；而在高级别脑胶质瘤中，GRE 的发病率为 40%~64%。GRE 的发生涉及多种因素，包括肿瘤位置、肿瘤组织病理、肿瘤特异性分子遗传学改变及瘤周微环境的变化。目前，临床常规采用抗肿瘤治疗联用抗癫痫发作药物（anti-seizure medications，ASMs）的方案来治疗 GRE，但效果不尽如人意，仍有 20%~40% 的 GRE 患者的癫痫发作不能得到有效控制。值得注意的是，无论低级别还是高级别脑胶质瘤患者，术前 GRE 通常与长期 OS 相关，与胶质瘤的进展、复发密切相关。

（二）诊断与评估

GRE 的诊断流程应包含 3 个部分：胶质瘤诊断、癫痫诊断以及胶质瘤与癫痫的相关性诊断（图 10-1）。

胶质瘤与癫痫的诊断应在最新版指南的框架下进行，胶质瘤应依照 2021 版 WHO 中枢神经系统肿瘤分类进行分类分级,而癫痫应根据 2017 年国际抗癫痫联盟(International Anti epilepsy Alliance,ILAE)的指南进行分类。两者间相关性诊断的要点在于辅助检查提示的胶质瘤病灶与癫痫灶间的位置关系,从而实现胶质瘤相关癫痫和胶质瘤合并癫痫之间的鉴别。

　　总体而言,可以根据临床症状、脑电图和影像学检查结果对 GRE 进行术前诊断。如果各种检查结果对肿瘤与癫痫间关系的显示存在矛盾,可以考虑选用颅内脑电图确定两者间的关系。

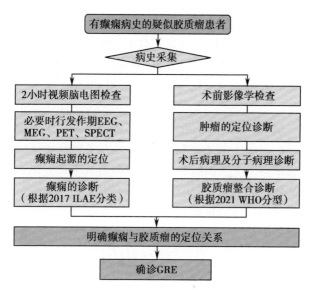

图 10-1　胶质瘤相关癫痫的诊断流程

EEG. 脑电图;MEG. 脑磁图;PET. 正电子发射体层成像;SPECT.
　单光子发射计算机体层成像;GRE. 胶质瘤相关癫痫。

(三) 治疗

1. 抗癫痫发作药物(ASMs)的应用　患者在明确 GRE 的诊断后,应尽快开始使用 ASMs。ASMs 的基本应用原则包括：①明确首次癫痫发作应立即开始治疗；②根据发作类型选择 ASMs；③坚持足量、足疗程、个体化治疗；④若 GRE 患者需同时接受肿瘤化疗，应避免使用有肝药酶诱导作用的 ASMs。

鉴于 GRE 患者需要同时接受抗肿瘤治疗与抗癫痫治疗的特点，应推荐使用剂型全（如具备静脉、片剂或胶囊、口服液等多种剂型）、使用方便、对其他药物（特别是化疗药物和其他 ASMs）血药浓度无影响或影响较小、不增加或很少增加其他不良反应的药物。基于以上原则，《成人弥漫性胶质瘤相关癫痫临床诊疗指南》推荐左乙拉西坦和丙戊酸钠用于 GRE 的单药治疗；在单药控制效果不佳时，两者联合应用可以起到更好的控制效果；此外，在患者对其他 ASMs 出现药物抵抗或不耐受的情况下，可以考虑选用拉考沙胺。

ASMs 的预防性应用长期以来一直是一个争议性问题。对于术前无癫痫的患者，绝大多数临床试验证据支持围手术期预防性应用 ASMs 并无益处。也有大量临床试验表明，即使对于术前有癫痫发作的患者，手术后预防性 ASMs 的使用并不能影响围手术期癫痫发作的发生率。

2000 年，美国神经病学学会（AAN）质量标准小组委员会发布了新诊断脑肿瘤患者预防性抗癫痫治疗的临床实践指南，该指南指出：不推荐在任何情况下对脑肿瘤患者预防性使用 ASMs。

2021 年，由北美神经肿瘤学会（Society for Neuro-Oncology，SNO）和欧洲神经肿瘤学会（European Association of Neuro-Oncology，EANO）成立的多学科专家小组对上述指南进行了更新，新版指南进一步提出：对于没有癫痫病史的新诊断脑肿瘤患者，临床医师不应使用 ASMs 来降低癫痫发作的风险；而对于接受手术治疗的脑肿瘤患者，现有临床证据也不足以支持围手术期预防性 ASMs 治疗能够降低围手术期及术后癫痫发作的风险。然而，由 EANO 等机构组织的多项调查显示，在实际临床操作中，大多数医疗机构仍然将 ASMs 作为脑肿瘤患者围手术期的常规预防用药。这种指南推荐与临床实践之间的脱节现象可能是由于缺乏精心设计的高证据等级临床试验所致。

《成人弥漫性胶质瘤相关癫痫临床诊疗指南》推荐：对有术前 GRE 病史的患者，应术后早期用 ASMs；对无术前 GRE 病史的患者，建议存在以下高危因素的情况下采取预防性用药：①额、颞叶胶质瘤；②术中放置缓释化疗药物；③累及皮质的胶质瘤或手术中皮质损害严重；④具有少突胶质细胞成分的胶质瘤；⑤复发性胶质瘤或恶性胶质瘤；⑥手术时间过长（脑皮质暴露超过 4 小时）或预计术后会出现明显脑水肿或脑缺血。

GRE 患者因其癫痫发作风险受肿瘤状态及抗肿瘤治疗的影响较大，导致 ASMs 减药和停药过程非常复杂。总体来看，需要考虑的因素包括肿瘤性质、术前有无癫痫、癫痫的病程长短、肿瘤的切除程度、术后有无癫痫、癫痫的发作次数，以及患者个人的实际情况等。指南就药物减停具体推荐如下：①对于 CNS WHO 4 级 GBM 以及切除不全或术后有反复发作的 CNS WHO 3 级间变胶质瘤患者，不建议减停药物；②若术前、术后均无癫痫发作，2 周停药；③术前无 GRE 病史，术后早期单次发作，停药的时间为癫痫无发作 ≥3 个月；④术前无 GRE 病史，术后多次发作，停药的时间为癫痫无发作 ≥12 个月；⑤术前有 GRE

病史,病程<6 个月且手术全切除肿瘤,停药的时间为 ≥12 个月连续无发作;⑥术前有 GRE,但不符合第 5 条者,停药的时间为癫痫无发作 ≥24 个月。GRE 患者的药物管理见图 10-2、图 10-3。

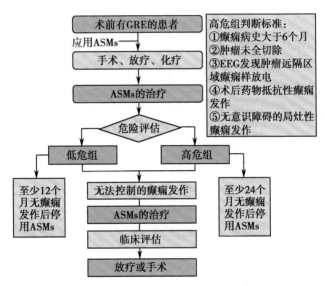

图 10-2 术前有 GRE 病史的胶质瘤患者的抗癫痫发作药物管理
GRE. 胶质瘤相关癫痫;ASMs. 抗癫痫发作药物;EEG. 脑电图。

2. 手术治疗 至今为止,胶质瘤患者手术的主要目的是肿瘤控制,而不是控制癫痫发作。然而,神经外科医师已经意识到癫痫控制对于胶质瘤患者的重要性,并将其视为手术的第二目标。在癫痫发作控制方面,全切除患者的控制率优于次全切除术患者,超全切除相比全切除又可以实现更好的癫痫控制。因此,对于 GRE 患者,最大程度安全切除不仅有助于改善局部肿瘤控制和患者生存,还有助于术后癫痫的控制。

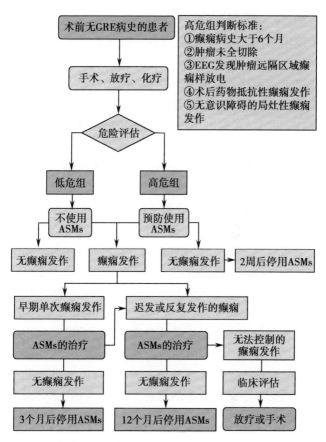

图 10-3 术前无 GRE 病史的脑胶质瘤患者的抗癫痫发作药物管理
ASMs. 抗癫痫发作药物；EEG. 脑电图。

3. 术中癫痫和术后早期癫痫的管理 功能性皮质或皮质下直接电刺激可能导致脑胶质瘤唤醒手术时的癫痫发作，术中癫痫发作通常为部分性癫痫发作，发生率为 3.2%~15.5%。有以下危险因素的患者更可能会出现术中癫痫发作：年龄较小、额叶（尤其是病灶位于辅助运动区）有术前癫痫发作史、术前多次 ASMs 治疗，以及肿瘤存在 IDH1 突变。对于这类高危患者，可以预防性使用静脉注射左乙拉西坦或丙戊酸。一旦术中发生癫痫发作,手术医师应立即停止电刺激并用冰林格液或冰生理盐水冲洗局部皮质。一般情况下,可通过上述程序迅速解决术中癫痫发作,若出现癫痫持续状态,及时注射苯二氮䓬类药物,可以有效阻止癫痫发作。此外,术中电生理监测可用于早期发现潜在的癫痫发作。

对于术后即刻或早期癫痫发作,应进行心电图、血糖、肝肾功能、电解质,以及常规血液、尿液分析检查,以排除因心脏事件、低血糖或电解质紊乱引起的非癫痫发作性抽搐。在进行初始术后癫痫发作排查后,须及时进行颅脑 CT 或 MRI 检查,以排除颅内出血和脑梗死的可能。如果患者的病情允许,建议使用不低于 2 小时的脑电图监测来观察异常癫痫样放电与脑水肿或残余肿瘤之间的关系。

术后患者的 ASMs 治疗管理可参照前文药物应用部分的相关内容。如果出现术后早期癫痫,已在接受 ASMs 治疗的患者无须调整治疗策略,而围手术期未接受预防性 ASMs 治疗的患者,此时应考虑 ASM 单药治疗。当观察到多次发作时,应监测 ASMs 的血药浓度;当癫痫发作控制不佳时,可以考虑联合使用其他类型的 ASMs 进行治疗。

4. 放疗和化疗　　所有相关的临床证据均表明,放疗可以有效抑制 GRE 的发生,对于 GRE 患者,放疗策略与无 GRE 患者相同,建议在早期进行术后放疗。与放疗相似,无论手术切除程度如何,化疗(PCV 或 TMZ)可以改善 30%~100%GRE 患者的癫痫控制效果。

推荐意见汇总见表 10-1。

表 10-1　推荐意见汇总

推荐意见	证据级别	推荐等级
诊断部分		
MRI 是术前胶质瘤诊断基本和必需的检查	2 级	B
胶质瘤的病理诊断需要依据 2021 年 WHO 分类法	1 级	A
GRE 患者诊断中需要特别注意 *IDH1* 突变	2 级	B
癫痫发作的分类需要依据 2017 年 ILAE 指南	1 级	A
抗癫痫发作药物治疗		
首次癫痫发作,开始 ASMs 治疗	专家共识	供参考
GRE 需要化疗的患者避免使用有肝酶诱导作用的 ASMs	1 级	A
左乙拉西坦和丙戊酸推荐用于 GRE 的单药治疗	1 级	A
左乙拉西坦和丙戊酸单药控制不佳时,两药联用效果更好	2 级	B
术前有 GRE 患者,术后早期应常规应用 ASMs	专家共识	供参考
术前无 GRE 但有高危风险患者,术后早期应用 ASMs	专家共识	供参考
ASMs 的减药、停药需要慎重	专家共识	供参考
手术和术中／术后早期癫痫的处理		
最大程度切除肿瘤可提高术后癫痫的控制效果	2 级	B
术中皮质脑电图推荐用于低级别脑胶质瘤合并难治性 GRE 的患者	2 级	B

推荐意见	证据级别	推荐等级
冰林格液或冰生理盐水冲洗可控制术中癫痫发作	4级	C
放疗和化疗		
放疗可以明显减少癫痫发作	2级	B
化疗可以减少癫痫发作	2级	B

注：MRI. 磁共振成像；ILAE. 国际抗癫痫联盟；GRE. 胶质瘤相关癫痫；ASMs. 抗癫痫发作药物。

二、颅内压增高

(一) 概述

脑胶质瘤开颅手术后可因开颅术后血肿、脑水肿、脑积水、发热及二氧化碳潴留等多项原因出现颅内压增高，颅内压增高可以导致脑灌注压降低，严重时影响脑代谢功能，一旦发生脑疝甚至可危及患者生命。

(二) 颅内压监测

脑胶质瘤术后颅内压增高的临床表现与一般高颅压无差异，早期可无临床症状。由于患者术后短时间内仍受麻醉药物的影响，使临床判断术后早期颅内压增高有一定困难。颅内压监测（ICP monitoring）则可客观地反映出颅内压的变化，有助于对开颅术后颅内压升高作出早期诊断。

颅内压监测有以下三种途径：

1. 硬脑膜下压力监测，方法是在硬脑膜下腔置一根软管，管的另一端与液压式传感器相连接。以曲线方式记录脑脊液压力变化。此种传感器测压范围较小（40mmHg）。

2. 利用 Camino 装置测定颅内压,导管内置光导纤维,头端带有压力传感器,插入脑实质内,另一端连接监测装置,以压力曲线连续记录脑脊液压力变化。

3. 将压力监测器放在脑室内,不仅能监测脑脊液压力,颅内压增高时还可放出脑脊液,减低颅内压。压力传感器应放置在外耳道水平,使颅内压不受头部位置变化影响。导管可以留置数日,但需同时应用抗生素预防感染。

以上三种方法均可实现颅内压连续监测,以便患者术后出现颅内压增高时能得到及时处理。

(三) 颅内压增高的处理原则

维持正常颅内压,避免发生脑疝和严重的脑组织缺氧缺血是高颅压治疗的首要目标。高颅压的治疗原则是以病因治疗为主,其他治疗为辅。颅脑 CT 及 MRI 检查可以明确诊断,找出高颅压的病因,如术后血肿、脑水肿和脑积水等。另外,患者生命体征变化、血液检查(如血气分析等)也可为病因治疗提供临床依据。

在病因治疗的基础上,根据患者的具体情况,辅以如下治疗措施可以更好地帮助降低颅内压:①渗透性利尿药,尤其是甘露醇,是最常用的降颅内压药物,它不易通过血脑屏障,主要作用于血脑屏障正常的脑组织;②呋塞米和高渗盐水也可以用于降颅内压;③亚低温治疗可以降低脑代谢,减少高颅压引起的脑组织损伤;④麻醉及镇静药物可减少术后患者躁动和肌肉收缩,有助降低颅内压。

三、术后血肿

(一) 概述

术后血肿是脑胶质瘤术后严重的并发症,多发生在手术后 3~7 日,常见发生部位为头皮帽状腱膜下、硬脑膜外、硬脑膜下和脑内。多由术中止血不彻底、静脉回流受阻及皮质引流静脉断裂等术中操作引起。由于颅内可代偿空间有限,20~30ml 的术后血肿即可造成严重后果。不同部位的术后血肿会使患者出现不同的临床表现。术后需密切观察患者病情变化,根据患者症状、体征,以及影像学检查结果,明确诊断,及时处理。

（二）术后血肿的处理原则

1. 帽状腱膜下血肿　开颅术后单纯帽状腱膜下血肿一般不会危及患者生命,但会影响伤口愈合,增加感染机会。发生帽状腱膜下血肿一般不需要切开止血,少量出血可吸收;出血量较多时,可穿刺抽出积血,然后加压包扎。

2. 硬脑膜外 / 硬脑膜下 / 脑内血肿　术后早期患者出现颅内压增高、意识障碍及神经系统阳性体征时,应首选 CT 检查判断有无颅内血肿。血肿较大时其占位效应明显,术后几小时即可出现,临床症状恶化迅速。术后血肿量较大时（幕上血肿 ≥ 30ml,幕下血肿 ≥ 10ml）,须立即手术清除血肿。再次手术时注意仔细止血,并清除血肿及坏死脑组织。再次开颅手术会增加伤口感染的机会,术后可给予抗生素。对于术后少量血肿,若患者无临床症状,可严密观察,血肿有自行吸收的可能,但少数可发展为慢性血肿。

（三）术后血肿的预防措施

1. 术前评估　术前评价时应详细询问病史,检查患者的心血管功能、凝血功能、血小板计数、凝血酶原时间和活化部分凝血活酶时间。如患者凝血功能异常,应及时纠正。

2. 止血　术中针对不同组织采用正确的止血方

法。手术操作的每一步都应彻底止血后再继续进行手术。肿瘤切除后需仔细止血,使用生理盐水冲洗术野,对任何微小的出血都应寻找来源并认真处理,直到冲洗盐水清澈。关颅时应将患者血压恢复至接近术前的正常水平,以判断止血情况。

3. 规范开颅、关颅 严格执行开颅、关颅的技术操作规范,对每个步骤都应确切认真。正确应用止血材料。

4. 积气置换 关闭硬脑膜前,应用生理盐水将硬脑膜下间隙充满,置换出颅内积气。

5. 注意放除脑脊液的速度 施行伴脑积水的后颅窝肿瘤切除术时,应注意不要快速放除脑脊液;关颅时应严格缝合硬脑膜,防止脑脊液外溢。

6. 小心搬动患者 术后运送患者时,应小心搬动患者头部,避免强烈震动头部。

7. 控制术后癫痫 对于术前有癫痫病史的患者及术前无癫痫病史但具备术后癫痫高危因素的患者,术后应予以使用 ASMs,避免术后癫痫发作诱发血肿。

四、术后感染

(一) 概述

与胶质瘤手术直接相关的感染有头皮切口感染、脑膜炎、脑脓肿等神经系统感染。另外,开颅手术后还可能继发呼吸系统、泌尿系统等感染。其中,胶质瘤手术后以神经系统感染最为常见,一般发生在术后 30 日之内;体内有植入物,如分流管、人工颅骨者,甚至术后 1 年内仍可能发生感染。

(二) 手术相关感染

1. 手术切口感染 开颅术后切口感染率为 2%~5%,主要发生于头皮和帽状腱膜。帽状腱膜缝合不良、皮下缝线残端过长、遗留头皮缝线未拆除等,是造成伤口感染最常见的原因。手术后去骨瓣减压、硬脑膜缝合不严、手术后脑脊液外溢,是造成伤口感染的重要诱因。

伤口感染早期症状多不明显,数日后头皮出现红肿,渗出相对少见,及时予以广谱抗生素治疗后可以好转。若伤口感染进一步发展,出现头皮下积脓,患者会出现发热、白细胞增高。此时则需行穿刺抽吸放出脓液或局部切开清创术,并行细菌培养及耐药性检查。若头皮感染转为慢性,伤口经久不愈,应行颅脑 CT 骨窗扫描,以确定是否存在颅骨骨髓炎。如有骨髓炎,应及时去除感染骨瓣,可在感染控制后 6~12 个月施行颅骨修补术。

2. 细菌性脑膜炎 开颅术后细菌性脑膜炎的发生与手术室环境、无菌手术技术紧密相关。多发生在术后 3 日,患者表现为突然高热,颈强直,精神淡漠,脑脊液白细胞计数增多、氯化物及糖定量降低、蛋白量增高。脑脊液应行细菌培养,针对细菌对抗生素的敏感程度,选用可透过血脑屏障的抗生素控制颅内感染。

定期腰椎穿刺放出炎性脑脊液,对脑室炎的患者进行脑室引流等,均能有效降低颅内压并引流感染的脑脊液,对治疗也有帮助。若存在颅内异物,会使化脓性脑膜炎治疗变得极为困难,必要时应予以去除。

急性化脓性脑膜炎治疗不及时或细菌对抗生素耐药会转变为慢性脑膜炎,经久不愈。因此,预防化脓性脑膜炎的发生显得尤为重要,其方法包括:①不断改进手术室无菌环境;②严格执行无菌手术操作;③预防性使用抗生素;④术中尽量减少暴露范围及暴露时间;⑤切除肿瘤后,以加有抗生素的生理盐水或温热的生理盐水反复冲洗术野;⑥尽量不放置引流管(条),若放置引流管,术后也应尽早拔除;⑦严密缝合硬脑膜、帽状腱膜,防止脑脊液漏。

3. 硬脑膜外积脓 术后硬脑膜外积脓局限于硬脑膜外腔,多伴有游离骨瓣骨髓炎。如硬脑膜缝合不严,则感染可能向硬脑膜下扩散。患者表现为局部炎症和体温升高。对开颅手术后切口长期不愈合者,需行颅脑 X 线片,以除外颅骨骨髓炎。颅脑 CT 检查可见硬脑膜外有积脓征象。硬脑膜外积脓会妨碍骨瓣愈合。除应用抗生素治疗外,必要时应去除骨瓣,清除硬脑膜外积脓,刮除炎性肉芽组织,彻底清创。

4. 脑脓肿 术后脑脓肿为罕见并发症,多与脑室引流管和硬脑膜下引流管的放置时间较长有关。硬脑膜下引流的目的是引流积脓,引流物应每日进行培养。开颅术后患者如出现顽固性发热、癫痫,且药物控制不佳,应及时行颅脑 CT 或 MRI 检查以明确诊断。对于确诊为脑脓肿的患者,可先给予抗感染治疗,待脓肿局限后或伴有颅内压增高时,可手术切除脓肿,并彻底冲洗,严密缝合硬脑膜。

5. 无菌性脑膜炎 无菌性脑膜炎又称"非细菌性脑膜炎",需注意与细菌性脑膜炎进行鉴别。无菌性脑膜炎的患者,其脑脊液的白细胞计数较低。最有力的鉴别依据是血液和脑脊液的细菌培养结果。无菌性脑膜炎康复过程个体差异很大,有的时间可能很长,应用抗生素对缩短病程帮助不大,可采用支持治疗或激素治疗,直到病情缓解。

(三) 肺部感染

肺部感染是胶质瘤术后的严重并发症之一。麻醉诱导时患者误吸、术后患者意识不清、后组脑神经麻痹、长期卧床等都是造成肺部感染的重要诱因。术后肺部感染会影响患者的气体交换,造成缺氧,继而加

重脑水肿。为降低术后肺部感染的发生,应注意以下几点:

1. 术后拔管时,应彻底吸除口腔和气管内分泌物,防止误吸。

2. 伴有后组脑神经损伤者,咳嗽反射差、吞咽发呛者应注意及时吸痰。

3. 如患者意识差,应及早气管切开。

4. 术后病情允许,可让患者采取半卧位。

5. 鼓励患者早日下床活动。

发生肺部感染后应进行痰培养,并根据检查结果选择合适的抗生素治疗。雾化吸入和翻身叩背是治疗肺部感染的重要辅助措施。

(四)尿路感染

尿路感染主要与患者长期卧床及留置导尿管时间过长有关。术前有慢性尿路感染是术后尿路感染的主要诱因,术前应彻底控制。对于下肢瘫痪的患者,要定期更换导尿管,避免逆行性尿路感染。一旦发生尿路感染,除全身应用抗生素外,还可进行膀胱冲洗等治疗。

(五)败血症

上述各部位的感染均可导致败血症的发生,静脉和动脉插管维持时间过长也是发生败血症的高危因素。对于长期保留在患者体内的静脉通道(周围性或中心性),应每隔3~7日更换导管。一旦出现不明原因发热,应立即拔除通道,并对拔除的导管顶端进行细菌培养。

五、术后脑脊液漏

开颅术后脑脊液漏是指脑脊液通过硬脑膜漏口流入筋膜下间隙,容易发生切口和脑膜感染。脑脊液丢失过多时,患者可出现低颅内压头痛。关颅时,硬脑膜缝合不严是造成脑脊液漏的主要原因之一。另外一种脑脊液漏情况发生于开颅时乳突气房和鼻旁窦开放,这种情况在颅底手术多见。

脑脊液糖定量检查在 1.9mmol/L(38mg/dl)以上有助于脑脊液漏的诊断。对脑脊液漏确诊可行脑池造影 CT 扫描,具体方法:经腰椎穿刺注入非离子性碘造影剂,头低俯卧位 30 分钟后行 CT 扫描,可发现脑脊液的漏口。

持续腰椎穿刺引流并保持头高位,可有效减少渗漏,促进漏口愈合,有的漏口可自动闭合。如引流数日后渗漏未减轻,则须手术修补漏口。可行原切口开颅探查,用骨蜡重新封闭乳突气房或额窦,严格修补并缝合硬脑膜。

六、术后脑积水

胶质瘤术后早期出现脑积水,提示脑室系统阻塞未得到解决或新的出血造成脑室系统梗阻。患者表现为头痛、呕吐、精神淡漠、反应迟钝或尿失禁。以上症状多为隐匿性缓慢加重。脑室穿刺压力正常或轻度升高。术后晚期脑积水,多因脑室系统肿瘤复发或继发性蛛网膜炎致脑脊液吸收障碍。颅脑 CT 或 MRI 可明确诊断。胶质瘤术后脑积水可分为四种类型:交通性脑积水、局限性脑积水、假性脑膜膨出、硬脑膜下积液;诊断明确后可结合患者情况采取密切观察、穿刺引流及分流手术等处理。

七、术后脑梗死

术后脑梗死多发生在术后 2~3 日。患者出现意识蒙眬,严重者可昏迷,有肢体运动障碍,伴有颅内压增高时甚至可能发生脑疝。颅脑 CT 检查与术前相比，会出现新的低密度病灶。一经确诊为术后脑梗死，应立即给予脱水、溶栓、保护脑细胞等治疗。

1. **脱水治疗** CT 见有大面积脑水肿时，可静脉滴注甘露醇和糖皮质激素减轻脑水肿。

2. **溶栓治疗** 对于脑主要动脉及其主要分支引起的轻度到中度的缺血性脑梗死，在急性期可进行溶栓治疗。动脉内注溶栓剂（如尿激酶）可使血管再通，但有导致脑出血的风险。有学者认为溶栓治疗不适合于完全性卒中。

3. **脑保护剂的使用** 巴比妥类药物对预防和治疗脑缺血发作有一定作用。可常规应用苯巴比妥和硫喷妥钠。依托咪酯可以保护缺血的脑组织，并有轻度的镇静作用。

4. **亚低温治疗** 正常体温下脑组织只能耐受数分钟的严重缺氧。脑组织耐受缺氧的能力随体温的降低呈线性增加。当体温降至 33℃ 以下时，对脑细胞有较好的保护作用，对术后脑梗死的患者可试用。

对于术后出现大脑半球的缺血性梗死，占位效应明显的，或者经保守治疗后颅内压增高无法控制的患者，可以行去骨瓣减压术。小脑梗死后的恶性水肿，可行枕下去骨瓣减压术。如有出血性梗死，还需同时清除血肿和液化坏死脑组织。

八、气颅

开颅手术打开硬脑膜和蛛网膜后，空气进入颅腔，并置换蛛网膜下腔的脑脊液。关闭硬脑膜后在蛛网膜下腔和硬脑膜下腔积聚一定量的气体，称为气颅。缝合硬脑膜时，术野中气体置换不充分，或者术中额窦、乳突气房开放，术后脑脊液漏，都可能出现颅内积气。

通常,脑胶质瘤术后 CT 检查总会显示颅内少量的积气,很少造成脑移位,几日后气体可自行吸收,一般不会使病情加重。但如果术后颅内积气过多,加之患者术后发热或合并脑水肿,则可能会促进颅内压增高。颅内积气达到一定量时可引起占位效应,使颅内结构移位,患者出现临床症状,称为张力性气颅。若患者术后出现早期淡漠和麻醉苏醒缓慢,应行 CT 检查以除外张力性气颅;张力性气颅 CT 表现为术野低密度,可合并少量出血,中线移位,脑室受压。

若出现张力性气颅,需经开颅的骨孔穿刺,把气体释放出来。穿刺释放颅内积气无效时,应再次开颅放出积气,重新缝合硬脑膜,并修补开放的额窦和乳突气房。为减少术后颅内积气,缝合硬脑膜时应由低位到高位进行,在缝合硬脑膜前用生理盐水填满硬脑膜下腔,充分置换出原有积气。

除以上并发症之外,脑胶质瘤术后常见的并发症还包括水、电解质紊乱,凝血功能异常,以及其他系统并发症等,本章不再详述。

推荐阅读

[1] 王磊,樊星,梁树立.《成人弥漫性胶质瘤相关癫痫临床诊疗指南》解读.中华神经外科杂志,2019, 35 (10): 976-980.

[2] DEWAN M C, WHITE-DZURO G A, BRINSON P R, et al. The influence of perioperative seizure prophylaxis on seizure rate and hospital quality metrics following glioma resection. Neurosurg, 2017, 80 (4): 563-570.

[3] FISHER R S, CROSS J H, D'SOUZA C, et al. Instruction manual for the ILAE 2017 operational classification of seizure types. Epilepsia, 2017, 58 (4): 531-542.

[4] KOEKKOEK J A F, KERKHOF M, DIRVEN L, et al.

Seizure outcome after radiotherapy and chemotherapy in low-grade glioma patients: a systematic review. Neuro Oncol, 2015, 17 (7): 924-934.

[5] LI Y C, SHAN X, WU Z F, et al. IDH1 mutation is associated with a higher preoperative seizure incidence in low-grade glioma: a systematic review and meta-analysis. Seizure, 2018, 55: 76-82.

[6] LIANG S, FAN X, ZHAO M, et al. Clinical practice guidelines for the diagnosis and treatment of adult diffuse glioma-related epilepsy. Cancer Med, 2019, 8 (10): 4527-4535.

[7] NOSSEK E, MATOT I, SHAHAR T, et al. Intraoperative seizures during awake craniotomy: incidence and consequences: analysis of 477 patients. Neurosurg, 2013, 73 (1): 135-140.

[8] SHAN X, FAN X, LIU X, et al. Clinical characteristics associated with postoperative seizure control in adult lowgrade gliomas: a systematic review and meta-analysis. Neuro Oncol, 2018, 20 (3): 324-331.

[9] VAN BREEMEN M S M, WILMS E B, VECHT C J. Epilepsy in patients with brain tumours: epidemiology, mechanisms, and management. Lancet Neurol, 2007, 6 (5): 421-430.

[10] VECHT C J, KERKHOF M, DURAN-PENA A. Seizure prognosis in brain tumors: new insights and evidence-based management. Oncologist, 2014, 19 (7): 751-759.

[11] YANG P, LIANG T, ZHANG C, et al. Clinicopathological factors predictive of postoperative seizures in patients with gliomas. Seizure, 2016, 35: 93-99.

[12] YOU G, SHA Z Y, YAN W, et al. Seizure characteristics and outcomes in 508 Chinese adult patients undergoing primary resection of low-grade gliomas: a clinicopathological study. Neuro Oncol, 2012, 14 (2): 230-241.

第十一章

脑胶质瘤多学科诊疗临床管理

一、概述

多学科协作（multi-disciplinary team, MDT）指不同专业且具有独立诊断能力的医师共同讨论特定患者的疾病，最终作出诊疗决策。当今，MDT 在肿瘤诊疗领域得到了最为充分的体现。在欧美国家，MDT 已成为肿瘤诊疗标准。20 世纪 90 年代，美国率先提出了这一概念，英国国立健康与临床优化研究所（NICE）于 1996 年建立 MDT 质量标准，目前已应用到所有肿瘤患者。

在脑胶质瘤方面，MDT 的概念也已深入人心。美国 NCCN 的中枢神经系统癌症临床实践指南、欧洲肿瘤内科学会（ESMO）高级别神经胶质瘤临床实践指南、NICE 脑及中枢神经系统肿瘤指南等一致推荐胶质瘤 MDT。在我国，胶质瘤 MDT 虽然已经得到专家认可和共识，许多医院也先后成立了胶质瘤中心，但整体来看，胶质瘤 MDT 还缺乏规范，各单位间的 MDT 效果未能充分发挥，仍需进一步完善和更广泛地推广。

（一）胶质瘤 MDT 的概念

肿瘤 MDT 指根据患者的机体状况、肿瘤的病理类型、侵犯范围和发展趋向，有计划、合理地应用现有的治疗手段，以期较大幅度地提高治愈率。脑胶质瘤相较于人体其他肿瘤有自己的特殊性,比如罕见的颅外转移、肿瘤分级而不是分期,以及放化疗导致假性进展和脑坏死等,这些特点是诊疗胶质瘤的关键步骤,同时也是在胶质瘤 MDT 中需要体现的重要内容。

胶质瘤 MDT 是根据不同胶质瘤患者的疾病状况和各方面的实际情况,由多个相关学科专业人员共同讨论,综合不同学科的专业意见,作出诊断并制定治疗方案,定期进行疗效评估,根据评估结果不断调整诊疗方案,以期取得最佳疗效的一种诊疗模式,旨在为胶质瘤患者提供个体化、综合性的诊疗服务。

(二)胶质瘤 MDT 目的及作用

胶质瘤的诊疗模式较为复杂,往往包含手术、放疗、化疗等多种手段,并涉及影像、病理等诊断学科。单一学科就诊模式有一定局限性,缺乏学科间沟通。而 MDT 可以根据患者的临床症状、发病和就诊时间,结合患者的基础健康状况、肿瘤进展情况、病理类型及分子遗传学特征等,个体化地应用多学科、多种有效治疗手段,以适当的经济费用取得最佳的治疗效果,尽可能地改善患者的生存期和生存质量,从而为患者带来诸多益处。具体包括:①在方便患者就医的同时提高了患者对既定诊治方案的依从性。研究显示,非多学科门诊患者完成完整术前评估的比例仅为 23%,多学科门诊患者显著提高至 85%,同时进行辅助治疗的比例也显著提高。②可以有效改善患者的预后。体部肿瘤中已显示出 MDT 带来的生存收益。胶质瘤方面一项临床研究显示,与非 MDT 管理的患者相比,MDT 管理延长了患者 6.8 个月的中位总生存期。③有助于临床试验和科研的开展。

与此同时,MDT 也为医疗团队带来诸多益处:①提高了医疗团队成员之间的沟通效率,增加了团队成员的学习和受教育机会。② MDT 团队成员共享决策,更易获得最佳实践和循证医学的建议。决策制定和治疗实施责任由成员们共同承担,可降低团队成员的工作压力,减少医疗纠纷。③ MDT 还有利于科研工作的开展,提高医疗单位的学术水平。

二、胶质瘤 MDT 的团队建立与实施

(一) MDT 建立模式

综合国外 MDT 的建立模式和我国现状,目前我国胶质瘤 MDT 团队的建立有两种模式可供参考,即"联邦制"模式和"邦联制"模式。

1. "联邦制"模式　适用于肿瘤专科医院或具备相应条件及一定 MDT 基础的医院,将所有胶质瘤治疗手段集中,由神经外科、神经内科、肿瘤科、放疗科、影像科、病理科等专业医师共同建立以病种为主线的综合型胶质瘤治疗中心。该模式有利于患者联合序贯治疗方案的制定及跟进,也可保证患者的依从性,便于开展和总结临床研究。但该模式的建立对于场地、人员等方面的条件要求较高,需要医院予以支持。

2. "邦联制"模式　是将胶质瘤治疗手段归属于相应的学科,通过制度成立 MDT 的分散型结构,适用于综合性医院或 MDT 模式组建初期的医院。可以由神经外科专家作为召集人,邀请相关专业专家组成稳定的 MDT 团队,定期召开会诊及病例讨论,形成初步诊疗建议,随后由首诊医师协调相关科室,安排患者的后续治疗。该模式的优点是组建条件要求不高;缺点是组织相对分散,患者例数有限,且患者的依从性难以保证。

(二) MDT 的组织架构

1. 召集人(首席专家)　可由胶质瘤领域的权威专

家担任,全权负责 MDT 工作,包括讨论的组织和协调,以及推进诊疗意见的形成与统一。

2. 各专科专家 核心临床专业包括神经外科学、医学影像学、病理学、放射肿瘤学、肿瘤学。其他可选专业包括神经内科学、分子病理学、分子生物学、内分泌学、神经心理学、神经康复学、临床护理学、生物样本库、病案库和缓和医疗学等。入选专家一般应具有相应年资及丰富的神经肿瘤诊疗经验,能够按时定期参与讨论。

提请讨论的专家应负责 MDT 病例预约及资料准备;而其他专家根据专业需提前阅片或讨论必要的特殊检查等。各科专家对病例进行讨论,提出本专业领域的观点,解答其他专家的疑问,参考其他专家意见,并最终达成共识,必要时为获得最佳疗效可以作出专业内的"妥协"。提请讨论的专家需负责对自己患者做最终解释,并安排患者的后续诊疗。

3. 记录员 记录员主要负责以下工作:① MDT 会诊的全程记录;②打印最终意见并提交专家签名;③统计 MDT 病例的临床资料。如本人不能参加,需委托相关人员代替。

4. 秘书(协调员) 秘书需负责以下工作:①协助召集人进行 MDT 的前期准备、中期协调以及后期跟踪;②统一受理各专家推荐的患者预约,合理安排讨论顺序,制作相应表格;③通知 MDT 成员会诊的时间/地点、特殊安排、注意事项等;④协调各专家的出勤,打印出勤签到表,督促每位到会人员签名;⑤保管、存档讨论记录和相关资料。如本人不能参加,需委托一名相关人员代替。

5. MDT 委员会 除了上述组织架构,建立 MDT 还可考虑成立 MDT 委员会,主要的职责是制定 MDT

团队制度,监督检查 MDT 执行情况,同时保证患者的隐私及相关医疗记录不向外泄露。

（三）MDT 的沟通形式

为便于 MDT 成员之间的联系与沟通,应建立一个包含各科医师的通信群。利用通信群及时传达 MDT 相关的重要通知,例如 MDT 会诊时间 / 地点、待讨论患者的资料及会诊目的、影像科及病理科医师提前阅片及拟提请 MDT 专家讨论的问题等,从而提高会诊的效率。

（四）MDT 标准化程序

1. 会议前　首先,患者通过专家、专科门诊或其他科室、合作医院的转诊完成预约工作。患者在接受 MDT 诊疗前应完成必要的临床体格检查、实验室、影像学等相关检查,由门诊或管床医师收集整理患者资料,用于汇报。由 MDT 秘书提前将当次 MDT 讨论的患者名单发送到影像及病理医师处,方便提前阅片。对于疑难病例,可以由 MDT 团队内的影像及病理医师组织科室内部集体讨论。

2. 会议中　一般来说,门诊患者由提交讨论医师汇报病情,住院患者由管床医师汇报病情。汇报内容应包含患者病史、诊疗经过、检验和检查结果、患者的经济状况、依从性和疗效期望等,以及提请 MDT 讨论的目的。之后由影像或病理专家分别就患者的影像学、病理学资料进行分析,解答其他专科临床医师的疑问。患者病情基本明确后,在 MDT 召集人的主持下,由相关专科的专家分别提出自己的诊疗方案,相关专家参考其他专家方案给出本专业内方案,阐述各种治疗方案对该患者的预期疗效、可能并发症及风险,结合国内外前沿研究和患者的个人情况,综合考虑各科专家的诊疗方案,根据患者最大化受益原则得出最佳个体化治疗方案。记录员记录会议讨论的内容,与会专家确认后交由秘书统一保管。

3. 专家达成一致后　请患者和 / 或患者家属参加 MDT 讨论会议,由主管医师负责将最终治疗方案告知患者及家属,相关专家对患者及家属针对最终方案提出的问题和顾虑进行解释解答,如患者及家属在充分知情获益和风险比的情况下,仍对最终方案存在顾虑或提出诉求,相关专家可以根据情况对方案做必要修改,相关专家和患者及其家属在知情同意书上签字,最终完成治疗方案的制定。

4. 会议后　最终的诊断和治疗方案交由相应的 MDT 专科成员完成。如果具体实施治疗的 MDT 成员发现诊断不符合预期、疗效不满意、疾病进展,或者患者及其家属提出新的诉求等情况,需要及时反馈,再次提请讨论,修正治疗方案。所有 MDT 决策的治疗方案实施完成后,定期组织专人通过门诊、电话或邮件的形式对患者进行随访。定期或不定期向 MDT 成员反馈治疗疗效和预后。由 MDT 委员会定期组织专家抽查病历,了解 MDT 讨论的执行情况,监督规范化治疗的实施。

（五）优化 MDT 的相关措施

1. 医院支持　鉴于 MDT 的实现对于场地人员等各方面的要求相对较高,来自医院的支持至关重要。医院管理层应能认可 MDT 的诊疗模式,并提供足够的资源,确保 MDT 有效运行所必需的时间、场地、人员和设备。医院管理部门应对 MDT 进行年度评估,并对相关问题督促整改。

2. 开展跨院 MDT 讨论　根据我国脑胶质瘤的诊疗现状,积极开展跨院 MDT 讨论,有助于 MDT 在国内的整体发展。比如与国际上优秀的胶质瘤诊疗中心开展 MDT 讨论,有助于相关专科医师了解胶质瘤诊疗的最新进展,并开展后续国际合作;国内同层级胶质瘤诊疗中心之间开展 MDT 讨论,有助于取长补短,开拓思路;上级中心与基层医院开展 MDT 讨论,既有利于 MDT 模式的推广,更重要的是能提高基层医院的胶质瘤诊疗水平。

3. 诊疗费用　目前在我国,MDT 的费用尚未纳入医保支付,建议已开展 MDT 诊疗的医院积极制定合理收费标准并向上级卫生部门报备,同时考虑对跨学科参与 MDT 医师予以适当补偿。

4. 科室平衡发展　MDT 模式有助于实现院内重点学科与弱势学科合作,由此可带来弱势学科临床和科研水平的整体提升,以及医教研管理的真正融合,从而改善医院学科发展不平衡的局面。

5. 信息管理与共享　MDT 相关诊疗数据,包括影响诊疗决策的关键信息、会议讨论信息,以及会后反馈信息,能被 MDT 团队实时收集并利用,这既便于患者诊疗方案的及时调整,也便于 MDT 成员的学习和改进。

三、胶质瘤 MDT 实施路径及常见问题

(一) MDT 的实施路径

MDT 的实施路径应当规范、统一,能够贯穿胶质瘤规范化诊疗的全过程,并涵盖患者病情进展的不同阶段。对初诊患者,MDT 实施路径应包括诊断及鉴别诊断的讨论,以及拟诊胶质瘤后的治疗决策;手术获取肿瘤组织标本,经组织病理学诊断和分子病理检测,确定胶质瘤整合诊断,进行后续治疗方案讨论。如病理存疑,则有必要请本 MDT 团队之外的单位或专家进行联合会诊,给出最终的病理诊断。在治疗及随访过

程中,如有需要,可再次提请 MDT 讨论,以调整治疗方案;对疑似复发的患者,需要讨论病灶的性质(如治疗反应、肿瘤进展)及对应治疗措施。复发脑胶质瘤常规治疗无效者,如需要纳入新型药物临床试验,也应进行 MDT 讨论。

(二) MDT 中常见问题和解决建议

1. 胶质瘤 MDT 中常见争议性问题主要包括胶质瘤的诊断(影像学诊断、临床诊断、病理学诊断)、治疗(新发脑胶质瘤、复发脑胶质瘤)及随访(治疗期间、观察期间)3 个方面。争议性问题建议由相关专家组织小组讨论解决。

2. 医师同患者及其家属的充分沟通是 MDT 决策得以顺利执行的先决条件。患者及其家属对诊疗方案具有自主选择的权利,如果 MDT 团队只专注于对疾病层面的探讨,而患者及其家属又对疾病有不同的治疗选择或者对治疗存在顾虑,可能导致临床决策无法顺利施行。这就要求 MDT 团队在制定诊疗计划时必须充分考虑患者及其家属的意见和需求,专科护理人员和康复医师的加入可能会更好地解答患者及其家属所关心的问题。

综上所述,MDT 模式已成为脑胶质瘤治疗的国际趋势以及医疗体系的重要组成部分,MDT 模式可为胶质瘤患者提供最佳的个体化诊疗方案及高质量的医疗服务。MDT 在临床实践中,通过各个专业医师交流与讨论,根据患者的个体化情况综合考虑,合理的应用现有治疗手段,有计划、有步骤地进行个体化综合治疗。在治疗过程中,要严密观察治疗反应和疾病进展,及时调整治疗方案,并对治疗中和治疗后出现的毒副反应和并发症做充分预案,以及时有效应对。最终达到延长患者生存期、改善患者生活质量的目的。

推荐阅读

［1］中国医师协会神经外科医师分会脑胶质瘤专业委员会.胶质瘤多学科诊治(MDT)中国专家共识.中华神经外科杂志, 2018, 34 (2): 113-118.

［2］KUROKI L, STUCKEY A, HIRWAY P, et al. Addressing clinical trials: can the multidisciplinary tumor board improve participation? A study from an academic women's cancer program. Gynecol Oncol, 2010, 116 (3): 295-300.

［3］LEVINE R A, CHAWLA B, BERGERON S, et al. Multidisciplinary management of colorectal cancer enhances access to multimodal therapy and compliance with National Comprehensive Cancer Network (NCCN) guidelines. Int J Colorectal Dis, 2012, 27 (11): 1531-1538.

［4］MACDERMID E, HOOTON G, MACDONALD M, et al. Improving patient survival with the colorectal cancer multi-disciplinary team. Colorectal Dis, 2009, 11 (3): 291-295.

［5］TAYLOR C, SIPPITT J M, COLLINS G, et al. A pre-post test evaluation of the impact of the PELICAN MDT-TME development programme on the working lives of colorectal cancer team members. BMC Health Serv Res, 2010, 10 (1): 187.

第十二章

脑胶质瘤康复及缓和治疗的临床管理

一、概述

脑胶质瘤患者术后大多存在不同程度的生理功能和社会心理方面的障碍,这些障碍限制了患者的日常活动和社会参与度,降低了患者的生活质量。合理适度的康复治疗(rehabilitation)能够有效降低脑胶质瘤相关致残率,是脑胶质瘤临床管理中不可或缺的重要环节。此外,脑胶质瘤患者在整个疾病发展过程中需要全面的缓和治疗(palliative care),适当的缓和治疗可以有效减轻脑胶质瘤患者的症状负担,并改善患者(特别是终末期患者)及看护人员的生活质量。以上两类治疗的临床管理同样需要脑胶质瘤治疗团队的关注。

二、脑胶质瘤患者的康复治疗

受相关研究数量所限,脑胶质瘤患者的康复治疗经验并非单纯来自脑胶质瘤患者的康复治疗研究,而是有着更为广泛的群体研究基础,具体来说,是包含卒中、创伤性脑损伤以及脑肿瘤患者等在内的全部神经康复的对象群体。目前来看,脑胶质瘤患者在康复治疗策略上与上述其他患者群体相比并不存在特殊性,与因卒中或创伤性脑损伤而接受神经康复的患者相比,脑肿瘤患者的院内康复时间基本相同,甚至稍短。循证医学证实,目前应用于脑胶质瘤患者的康复治疗策略可以有效改善患者的功能,且具有较高的安全性,相关不良反应非常罕见,能够使患者及看护人员充分获益。此外,同期进行放化疗治疗并不影响患者院内康复治疗的效果。

（一）康复体系

中国现代康复医学始于 20 世纪 80 年代初,起步相对较晚,专业康复机构与康复人才相对匮乏。近十几年,国家在康复学科建设与康复医疗体系建设上做了较大投入,极大推进了康复医学的进展。对于脑胶质瘤患者的康复治疗,目前推荐采用国内已广泛应用的三级康复医疗服务体系(图 12-1)。

1. 一级康复 指患者早期在神经外科肿瘤病房的早期康复治疗,是神经外科肿瘤医师在术后针对患者术后可能的并发症及功能障碍进行的康复活动指导。对于术后存在功能障碍的脑肿瘤患者,早期开展一级康复可以使患者获得较好的功能改善。

2. 二级康复 指患者转入综合医院康复病房或专业康复机构后进行的康复治疗。康复医师应在转入后对患者进行身体及功能的全面检查,根据患者的检查结果,设计康复治疗计划并予以实施。如果经治疗患者功能恢复到足以回归社区生活,则进入三级康复。

3. 三级康复 指患者在社区或家中继续进行的康复治疗,应由社区康复医师在二级康复的基础上重新制定康复计划并实施,如患者功能相对恢复较好,可由康复医师对患者及其家属进行康复教育,使患者在家自行进行康复锻炼。

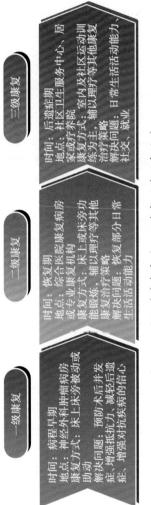

图 12-1 脑胶质瘤患者的三级康复医疗服务体系

一级康复

时间：病程早期
地点：神经外科肿瘤病房
康复方式：床上或床旁被动或助动
解决问题：预防术后并发症，减轻后遗症，增强抵抗力，增强对抗疾病的信心

二级康复

时间：恢复期
地点：综合医院康复病房或专业康复机构
康复方式：床上或床旁等其他能锻炼，辅以理疗等其他康复治疗策略
解决问题：恢复部分日常生活活动能力

三级康复

时间：后遗症期
地点：社区卫生服务中心、居家或疗养院
康复方式：室内及社区运动训练为主，辅以理疗等其他康复治疗策略
解决问题：日常生活活动能力、社交、就业

（二）常见康复问题及评估方法

脑胶质瘤所导致的康复问题可分为残损、活动限制和参与受限3个层次。

1. 残损　主要包括肢体肌肉无力、感觉缺失、平衡障碍、吞咽障碍、构音障碍、失语症、认知障碍和心理障碍等。肌力可用徒手肌力测试评定，感觉缺失可用Fuglmeyer四肢感觉功能评测法评定，平衡障碍则可用Berg平衡量表评定，吞咽障碍可用洼田饮水试验、视频吞咽造影检查评定，构音障碍可用改良Frenchay法评定，失语症可用波士顿诊断性失语检查法（BDAE），认知障碍评定可用简易精神状态检查（MMSE）、认知与精神测定量表评定，焦虑和抑郁可用汉密尔顿焦虑和抑郁量表评定。

2. 活动限制　指上述神经残损导致患者在移动和自我照料方面的困难。可采用巴塞尔（Barthel）量表、功能独立性量表（FIM）来评定。

3. 参与受限　指上述神经残损导致患者在就业、家庭生活及社会融合等方面的困难。可采用生存质量量表（SF-36）评定。

（三）开展康复治疗的时间

术后早期康复一直是康复领域专家坚持的理念。但胶质瘤患者的病情变化相对复杂，术后脑水肿等因素使患者不宜过早开始功能锻炼，但肺炎及深静脉血栓等术后并发症的风险又需要患者早期恢复活动，导致开展康复治疗的时间难以界定。对脑胶质瘤患者，推荐在接受手术或其他治疗后，生命体征稳定的情况下，即可开始一级康复。

（四）常见康复治疗策略

脑胶质瘤患者的康复治疗涉及多学科跨领域的合作，需要遵循集体协同的工作模式，其康复治疗策略涵

盖范围也较广,具体如下:

1. 运动障碍治疗 脑胶质瘤患者的运动功能障碍并非一定由胶质瘤本身造成,也可能是手术切除、放疗及化疗的并发症。其康复治疗以运动疗法为主,包括正确体位的摆放、关节活动度练习、肌力训练、耐力训练、神经肌肉促进技术训练、平衡及协调性训练、步态训练和呼吸训练等。运动疗法的时机、种类、强度以及持续时间应当与患者的临床状态相符。对于身体条件能支持正常锻炼的胶质瘤患者,包括美国运动医学学院(The American College of Sports Medicine)、美国癌症协会(American Cancer Society)以及英国运动与运动科学协会(British Association of Sport and Exercise Science)的各专家组织建议每周进行至少 150 分钟的中等强度或 75 分钟的高等强度有氧运动,并进行两组主要肌群的强化锻炼。

此外,基于脑功能拓扑网络学说,针对部分术后出现运动功能障碍的患者,可采用经颅磁刺激的方式,对重要的功能网络节点进行刺激,促进这些重要节点的功能重塑,加快脑功能拓扑网络结构的恢复,缩短患者术后一过性功能障碍的持续时间,减少永久性功能障碍发生率。

2. 感觉障碍治疗 在脑胶质瘤患者中,感觉障碍通常是由包括初级感觉皮质在内的体感通路的直接损伤引起。例如,化疗诱导的神经病变可能伴有严重的本体感觉丧失,使患者无法正常行走或进食。在有效治疗原发肿瘤或停用引起并发症的化疗药物后,感觉障碍可能会得到明显缓解或改善。患有感觉障碍的患者需要接受适当的康复治疗,以防止其感觉功能进行性下降,物理疗法通常是针对患者的静态姿势、转移和步态进行训练,并鼓励患者更多地依赖视觉而不是感觉去感知周围环境。此外,可以训练患者在行走和上下楼梯时使用拐杖一类的辅助设备,通过手持辅助设备接受的触觉刺激可以补偿其下肢本体感觉敏锐度降低的问题。

3. 言语 - 语言障碍治疗　言语 - 语言障碍包括构音障碍及失语症等,需要根据患者言语 - 语言评定的结果分别采用促进言语功能恢复的训练和非言语交流方式的使用训练。前者包括语音训练、听觉理解能力训练、口语表达训练等,后者包括手势语、画图、交流板、交流手册及电脑交流装置使用训练。

4. 吞咽障碍治疗　约 2/3(63%)的脑肿瘤患者在早期康复治疗中会出现吞咽障碍,吞咽障碍通常都会逐渐改善,50% 的患者在出院时可以恢复正常饮食。吞咽障碍的康复治疗策略主要包括营养摄入途径的改变、促进吞咽功能恢复的康复训练、食物性状和进食体位的调整、吞咽康复相关的康复护理和教育四个方面。

5. 认知障碍治疗　脑胶质瘤及其相关治疗可以导致认知功能的跨领域损害,并可能影响患者的生活质量。认知障碍可由胶质瘤本身、胶质瘤相关癫痫、治疗(手术、放疗、抗癫痫发作药物、化疗或应用皮质类固醇药物)以及心理因素引起,多表现为记忆缺陷(主要是工作记忆),以及执行功能、注意力、定向力和视空间功能障碍等。认知康复是基于大脑的神经可塑性原则的一种康复治疗,旨在改善各类认知领域,如注意力、记忆、语言和执行 / 控制方面的功能。既往研究已证实,规范的认知康复有助于脑胶质瘤患者认知功能的改善。认知康复治疗的内容主要包括增强对认知缺损认识和理解的教育、减少认知缺损所造成影响的适应性治疗,以及针对认知缺损的修复性治疗,其中适应性和修复性治疗应以患者的生活方式和工作需要为导向。

6. 心理治疗 针对脑胶质瘤患者出现的焦虑和抑郁,可通过心理干预的方法来缓解和消除。对于中、重度焦虑或抑郁患者,可酌情给予抗焦虑和抑郁的药物。同时应兼顾对患者的家属、护工的心理支持和教育。

7. 作业治疗 作业治疗是指以应用与日常生活、工作有关的各种作业活动或工艺过程中的某个运动环节作为训练方式,以最终提高患者在生活自理、工作及休闲活动上的独立能力为目的的治疗方法。主要包括维持日常生活所必需的基本作业治疗、创造价值的作业治疗、消遣性或文娱性作业治疗、教育性作业治疗及辅助支具使用训练等。

8. 康复工程 对于脑胶质瘤患者的肢体无力和平衡障碍,可以通过康复工程制作各种辅助器具,以改善患者的日常生活能力。例如:用佩戴踝足矫形器来改善足下垂,用宽基底的四脚杖、标准助行器或半助行器来增加支撑面从而降低步行或站立时的跌倒风险等。

9. 药物治疗 患者康复治疗过程中出现肢体痉挛或疼痛、肺部及尿路感染、抑郁或焦虑等症状时,酌情使用一些对症药物很有必要。但与此同时,应当慎重使用对症支持性药物,因为这些药物可能是导致认知功能障碍的潜在原因。此外,不建议基于预防或治疗认知功能下降的原因对脑胶质瘤患者进行相关药物治疗。

10. 祖国传统医学和其他康复治疗 也可选择针灸、推拿和拳操用于脑胶质瘤患者的康复。患者在手术前后、放疗或化疗期间,应给予充分的营养支持和护理。

三、脑胶质瘤患者的缓和治疗

缓和治疗,旧称"姑息治疗",是给予生存期有限的患者(包括恶性肿瘤以及非肿瘤患者,如恶性肿瘤被确诊为晚期时、慢性充血性心力衰竭晚期、慢性阻塞性肺疾病末期等)及家属全面的综合治疗和照护,尽力保障终末期患者的生存质量,同时也帮助其家属渡过这一艰难时期的治疗形式。

缓和治疗的主要目的不是延长生命或治愈疾病,而是减轻患者症状,维持或改善其功能和生活质量。世界卫生组织(WHO)指出,缓和治疗"应在疾病早期,与其他旨在延长生命的疗法结合使用"。由于大多数脑胶质瘤患者无法治愈,因此缓和治疗在这一患者群体中显得尤为重要,特别是在生命的终末期阶段。根据欧洲神经肿瘤学会(EANO)在 2017 年发布的胶质瘤患者缓和治疗指南中,生命终末期被定义为临终前的最后 3 个月。

(一) 缓和治疗的基本原则

医师在进行缓和治疗的过程中需注意以下基本原则:

1. 以患者为中心　而非以患者家属为中心。

2. 关注患者的意愿、舒适和尊严　而非首先考虑患者家属的意愿、舒适和尊严。

3. 不以治愈疾病为焦点　因为需要缓和治疗的疾病基本已被认定难以甚至无法治愈。

4. 接受不可避免的死亡　除了患者本人及其家属,医务人员更需要学会接受死亡接近的事实,并作出积极的应对和准备,而非试图以"先进的医疗科技手段"抗拒死亡。

5. 不加速也不延缓死亡　不应该使用药物加速

患者死亡,也不应该对死亡进程已经无法逆转的患者使用各种手段试图延缓其死亡进程。死亡是自然的过程,应该得到尊重,而非"用科技对抗"。

(二)缓和治疗过程中的症状管理

症状管理是缓和治疗的基础与核心内容。减轻症状,尽可能让患者保持身体上的舒适,是在心理、社会等其他层面对患者进行照顾的基础。

胶质瘤患者根据疾病性质、部位、治疗等的不同,其临床症状也具有较强的个体差异,其中头痛、癫痫、静脉血栓、疲劳、情绪和行为障碍是常见的问题。对症处理是帮助终末期患者的第一步,对症处理的方案需要随着患者病情变化不断调整,直至达到最佳效果。脑胶质瘤患者症状的具体管理可参见第十章"脑胶质瘤并发症的临床管理"与本章"常见康复治疗策略"部分。

(三)脑胶质瘤患者生命终末期的护理

1. 谵妄 大多数脑胶质瘤患者在疾病终末阶段会出现意识障碍,在临终前 3 个月,71% 的患者中可观察到意识障碍,而在临终前 1 周,该比例会上升到 95%。有研究显示奥氮平、利培酮、阿立哌唑和氟哌啶醇对治疗谵妄都有较好的效果。然而近期有更高级的循证医学证据表明,利培酮和氟哌啶醇对接受缓和治疗患者的谵妄症状并无显著效果。对于出现谵妄症状的脑胶质瘤患者,首先应尝试明确其谵妄的潜在原因并予以对因治疗,如谵妄仍难以控制,可尝试用低剂量氟哌啶醇治疗。

2. 营养与呼吸支持 吞咽困难是脑胶质瘤患者生命终末期最常见的症状之一。吞咽困难会影响患者进食、进水、口服药物。此外,由于唾液吞咽困难,还会导致误吸,使患者出现呼吸系统症状。目前来看,在脑胶质瘤患者生命终末期,肠外营养和补液并不能使其明显获益,而伴发的呼吸系统症状也并无行之有效的治疗药物。

3. 预立治疗规划　预立治疗规划是医师与患者为其即将到来的生命终末期制定医疗护理目标的过程。对脑胶质瘤患者来说,由于认知障碍、精神错乱、沟通困难、意识丧失,以及神经症状的快速发展,患者参与治疗决策的能力会不断下降。预立治疗规划有助于改善患者的疾病管理,提高终末期医护工作的质量,提高患者及家属的满意度,并降低患者家属的压力、焦虑和抑郁情绪。

4. 医患沟通与组织工作　医务人员有义务告知患者及其家属,面对"终点"的选项并不是唯一。使患者及其家属有选择的机会,除了在重症监护病房接受气管插管/心脏按压/电击等有创救治措施,还可选择不采用有创救治措施、尽量减轻患者离去时的痛苦。患者及其家属有权利知道如何让自己或亲人尽量少痛苦地离去。医务人员可以组织患者家属进行讨论,围绕相关问题进行沟通,无论最终选择如何,医务人员的工作基本都能获得患者及家属的认可。

推荐意见汇总

推荐意见	证据级别	推荐等级
康复治疗		
康复治疗可安全有效改善脑胶质瘤患者功能	2级	B
同期放化疗不影响患者院内康复治疗的效果	2级	B
规范的认知康复有助于脑胶质瘤患者认知功能的改善	1级	A

续表

推荐意见	证据级别	推荐等级
应慎重使用对症支持药物,因其可能是认知障碍的潜在原因	5级	D
不建议基于预防或治疗认知功能下降的原因进行药物治疗	2级	B
缓和治疗		
奥氮平和阿立哌唑对治疗终末期谵妄效果较好	2级	B
利培酮和氟哌啶醇对接受缓和治疗患者的谵妄症状无显著效果	1级	A
如谵妄难以控制,可尝试用低剂量氟哌啶醇治疗	5级	D
在患者生命终末期,肠外营养和补液并不能使其明显获益	5级	D
生命终末期呼吸系统症状尚无有效治疗药物	1级	A

推荐阅读

［1］ AGAR M R, LAWLOR P G, QUINN S, et al. Efficacy of oral risperidone, haloperidol, or placebo for symptoms of delirium among patients in palliative care: a randomized clinical trial. JAMA Intern Med, 2017, 177 (1): 34-42.

［2］ ANDREJEVA J, VOLKOVA O V. Physical and psychological rehabilitation of patients with intracranial glioma. Prog Neurol Surg, 2018, 31: 210-228.

［3］ BERGO E, LOMBARDI G, PAMBUKU A, et al. Cognitive rehabilitation in patients with gliomas and other brain tumors: state of the art. Biomed Res Int, 2016, 2016: 3041824.

［4］ BOELE F W, DOUW L, DE GROOT M, et al. The effect

of modafinil on fatigue, cognitive functioning, and mood in primary brain tumor patients: a multicenter randomized controlled trial. Neuro Oncol, 2013, 15 (10): 1420-1428.

[5] BOETTGER S, JENEWEIN J, BREITBART W. Haloperidol, risperidone, olanzapine and aripiprazole in the management of delirium: a comparison of efficacy, safety, and side effects. Palliat Support Care, 2015, 13 (4): 1079-1085.

[6] BREITBART W, ALICI Y. Evidence-based treatment of delirium in patients with cancer. J Clin Oncol, 2012, 30 (11): 1206-1214.

[7] CAMPBELL A, STEVINSON C, CRANK H. The BASES Expert Statement on exercise and cancer survivorship. J Sports Sci, 2012, 30 (9): 949-952.

[8] GEHRING K, PATWARDHAN S Y, COLLINS R, et al. A randomized trial on the efficacy of methylphenidate and modafinil for improving cognitive functioning and symptoms in patients with a primary brain tumor. J Neurooncol, 2012, 107 (1): 165-174.

[9] GEHRING K, SITSKOORN M M, GUNDY C M, et al. Cognitive rehabilitation in patients with gliomas: a randomized, controlled trial. J Clin Oncol, 2009, 27 (22): 3712-3722.

[10] GELER-KULCU D, GULSEN G, BUYUKBABA E, et al. Functional recovery of patients with brain tumor or acute stroke after rehabilitation: a comparative study. J Clin Neurosci, 2009, 16 (1): 74-78.

[11] GREENBERG E, TREGER I, RING H. Rehabilitation outcomes in patients with brain tumors and acute stroke: comparative study of inpatient rehabilitation. Am J Phys Med Rehabil, 2006, 85 (7): 568-573.

[12] KUSHI L H, DOYLE C, MCCULLOUGH M, et al. American Cancer Society Guidelines on nutrition and physical activity for cancer prevention: reducing the risk of cancer with healthy food choices and physical activity. CA

Cancer J Clin, 2012, 62 (1): 30-67.

［13］ PACE A, DIRVEN L, KOEKKOEK J A F, et al. European Association for Neuro-Oncology (EANO) guidelines for palliative care in adults with glioma. Lancet Oncol, 2017, 18 (6): e330-e340.

［14］ PIIL K, JUHLER M, JAKOBSEN J, et al. Controlled rehabilitative and supportive care intervention trials in patients with high-grade gliomas and their caregivers: a systematic review. BMJ Support Palliat Care, 2016, 6 (1): 27-34.

［15］ ROBERTS P S, NUNO M, SHERMAN D, et al. The impact of inpatient rehabilitation on function and survival of newly diagnosed patients with glioblastoma. PM R, 2014, 6 (6): 514-521.

［16］ SCHMITZ K H, COURNEYA K S, MATTHEWS C, et al. American College of Sports Medicine roundtable on exercise guidelines for cancer survivors. Med Sci Sports Exerc, 2010, 42 (7): 1409-1426.

［17］ SHAW E G, ROSDHAL R, D'AGOSTINO R B, et al. Phase II study of donepezil in irradiated brain tumor patients: effect on cognitive function, mood, and quality of life. J Clin Oncol, 2006, 24 (9): 1415-1420.

［18］ TANG V, RATHBONE M, DORSAY J P, et al. Rehabilitation in primary and metastatic brain tumours. J Neurol, 2008, 255 (6): 820-827.

［19］ WESLING M, BRADY S, JENSEN M, et al. Dysphagia outcomes in patients with brain tumors undergoing inpatient rehabilitation. Dysphagia, 2003, 18 (3): 203-210.

附录一　2021 年 WHO 中枢神经系统肿瘤分类标准(胶质瘤相关分类及分级)

胶质瘤分类	CNS WHO 级别
成人型弥漫性胶质瘤	
星形细胞瘤,IDH 突变型	2~4 级
少突胶质细胞瘤,IDH 突变和 1p/19q 联合缺失型	2~3 级
胶质母细胞,IDH 野生型	4 级
儿童型弥漫性低级别胶质瘤	
弥漫性星形细胞瘤,MYB 或 MYBL1 变异型	1 级
血管中心型胶质瘤	1 级
青年人多形性低级别神经上皮肿瘤	1 级
弥漫性低级别胶质瘤,MAPK 通路变异型	未定级
儿童型弥漫性高级别胶质瘤	
弥漫性中线胶质瘤,H3 K27 变异型	4 级
弥漫性半球胶质瘤,H3 G34 突变型	4 级

续表

胶质瘤分类	CNS WHO 级别
弥漫性儿童型高级别胶质瘤,H3 野生和 IDH 野生型	4 级
婴儿型半球胶质瘤	未定级
局限性星形细胞胶质瘤	
毛细胞型星形细胞瘤	1 级
具有毛样特征的高级别星形细胞瘤	建议 3 级
多形性黄色星形细胞瘤	2~3 级
室管膜下巨细胞星形细胞瘤	1 级
脊索样胶质瘤	1 级
星形母细胞瘤,MN1 变异型	未定级
室管膜肿瘤	
幕上室管膜瘤	2~3 级
幕上室管膜瘤,ZFTA 融合阳性型	2~3 级
幕上室管膜瘤,YAP1 融合阳性型	2~3 级
后颅窝室管膜瘤	2~3 级
后颅窝室管膜瘤,PFA 组	2~3 级
后颅窝室管膜瘤,PFB 组	2~3 级
脊髓室管膜瘤	2~3 级
脊髓室管膜瘤,MYCN 扩增型	2~3 级
黏液乳头型室管膜瘤	2 级
室管膜下瘤	1 级

附录二　大脑半球胶质瘤临床路径(2019年版)

适用对象:第一诊断为大脑半球胶质瘤(ICD-10:C71/D43.0-D43.2)
行幕上开颅大脑半球胶质瘤切除术(ICD-9-CM-3:01.52-01.59)

患者姓名:____　性别:____　年龄:____　门诊号:____　住院号:____
住院日期:____年____月____日　出院日期:____年____月____日
标准住院日:≤14日

时间	住院第1日	住院第2日	住院第3日
主要诊疗工作	□ 病史采集、体格检查 □ 完成病历书写 □ 完善检查 □ 预约影像学检查 □ 视情况预约脑电图、视力视野,皮层/脑干诱发电位等检查 □ 向患者家属交代手术可能达到的效果及手术风险	□ 汇总辅助检查结果 □ 上级医师查房,对患者病情及术前检查准备情况进行评估,必要时请相关科室会诊 □ 完善术前准备	□ 术者查房 □ 根据术前检查结果,进行术前讨论,明确诊断,决定术式,制定治疗方案 □ 向患者和/或家属交代病情,并签署手术知情同意书、麻醉知情同意书等
重点医嘱	长期医嘱: □ 一级护理 □ 饮食 临时医嘱: □ 血常规、血型、尿常规 □ 凝血功能 □ 肝肾功能、血电解质、血糖 □ 感染性疾病筛查 □ 胸部X线片、心电图 □ 颅脑CT、MRI □ 脑电图、视力视野、皮层/脑干诱发电位等检查 □ 必要时查心、肺功能	长期医嘱: □ 一级护理 □ 饮食	长期医嘱: □ 一级护理 □ 术前禁食水 临时医嘱: □ 备皮、剃头 □ 麻醉科会诊 □ 抗菌药物皮试 □ 根据手术情况备血 □ 通知家属
主要护理工作	□ 观察患者一般状况 □ 观察神经系统状况 □ 入院护理评估及入院宣教 □ 观察神志、瞳孔及生命体征 □ 完成首次护理记录 □ 遵医嘱完成化验检查	□ 观察患者一般状况 □ 观察神经系统状况 □ 心理护理及基础护理	□ 观察患者一般状况 □ 观察神经系统状况 □ 术前宣教 □ 完成术前准备 □ 遵医嘱给药并观察用药后反应 □ 心理护理及基础护理 □ 完成护理记录

续表

时间	住院第1日	住院第2日	住院第3日
病情变异记录	□ 无 □ 有,原因: 1. 2.	□ 无 □ 有,原因: 1. 2.	□ 无 □ 有,原因: 1. 2.
护士签名			
医师签名			

时间	住院第4日 (手术当日)	住院第5日 (术后第1日)	住院第6日 (术后第2日)
主要诊疗工作	□ 手术室内核对患者信息无误 □ 全麻下幕上开颅大脑半球胶质瘤切除术 □ 完成手术记录和术后记录 □ 根据病情手术完成4~6小时急诊颅脑CT检查,评价结果后采取相应措施	□ 观察记录患者神志、瞳孔、生命体征 □ 观察患者四肢活动及语言情况及其他神经系统体征 □ 切口换药,观察手术切口情况,有无脑脊液漏 □ 复查血常规、肝肾功能及血电解质 □ 预约头颅MRI检查 □ 完成病程记录	□ 观察记录患者神志、瞳孔、生命体征 □ 观察患者四肢活动及语言情况及其他神经系统体征 □ 评价实验室结果 □ 完成病程记录
重点医嘱	**长期医嘱:** □ 一级护理 □ 禁食水 □ 多参数心电监护 □ 吸氧 □ 脱水治疗 **临时医嘱:** □ 预防感染、抑酸和抗癫痫治疗 □ 观察记录患者神志、瞳孔、生命体征 □ 颅脑CT、MRI	**长期医嘱:** □ 一级护理 □ 流食 **临时医嘱:** □ 换药 □ 血常规 □ 肝肾功能及血电解质 □ 头颅MRI	**长期医嘱:** □ 一级护理 □ 半流食 **临时医嘱:** □ 视情况预约视力视野、脑电图、皮层/脑干诱发电位检查
主要护理工作	□ 观察患者一般状况 □ 观察神经系统状况 □ 观察记录患者神志、瞳孔、生命体征手术切口敷料情况	□ 观察患者一般状况 □ 观察神经系统状况 □ 观察记录患者神志、瞳孔、生命体征及手术切口敷料情况	□ 观察患者一般状况 □ 观察神经系统状况 □ 观察记录患者神志、瞳孔、生命体征及手术切口敷料情况

续表

时间	住院第4日 (手术当日)	住院第5日 (术后第1日)	住院第6日 (术后第2日)
主要 护理 工作	□ 遵医嘱给药并观察 　用药后反应 □ 遵医嘱完成化验检查 □ 预防并发症护理 □ 进行心理护理及基 　础护理 □ 完成护理记录	□ 遵医嘱给药并观察 　用药后反应 □ 遵医嘱完成化验检查 □ 预防并发症护理 □ 进行心理护理及基 　础护理 □ 完成护理记录	□ 遵医嘱给药并观察 　用药后反应 □ 预防并发症护理 □ 进行心理护理及基 　础护理 □ 完成护理记录
病情 变异 记录	□ 无　□ 有,原因: 1. 2.	□ 无　□ 有,原因: 1. 2.	□ 无　□ 有,原因: 1. 2.
护士 签名			
医师 签名			

时间	住院第7日 (术后第3日)	住院第8日 (术后第4日)	住院第9日 (术后第5日)	住院第10日 (术后第6日)
主要 诊疗 工作	□ 观察患者四肢 　活动、语言情 　况及其他神经 　系统体征 □ 观察切口愈 　合情况 □ 复查血常规 □ 复查肝肾功能 　及血电解质 □ 记录病程	□ 嘱患者在床 　上坐起锻炼 □ 伤口换药	□ 嘱患者在床 　上坐起锻炼 □ 评价术后化 　验检查	□ 嘱患者离床 　活动 □ 观察切口情况 □ 神经系统查体 □ 记录术后症状 　和体征变化, 　完成病程记录
重 点 医 嘱	长期医嘱: □ 一级护理 □ 半流食 □ 观察记录患者 　神志、瞳孔、生 　命体征 临时医嘱: □ 血常规 □ 肝肾功能及血 　电解质	长期医嘱: □ 一级护理 □ 普食 临时医嘱: □ 换药	长期医嘱: □ 一级护理 □ 普食	长期医嘱: □ 一级护理 □ 普食

时间	住院第7日（术后第3日）	住院第8日（术后第4日）	住院第9日（术后第5日）	住院第10日（术后第6日）
主要护理工作	□ 观察患者一般状况 □ 观察神经系统状况 □ 观察记录患者神志、瞳孔、生命体征及手术切口敷料情况 □ 遵医嘱给药并观察用药后反应 □ 遵医嘱完成化验检查 □ 预防并发症护理 □ 进行心理护理及基础护理 □ 术后宣教及用药指导 □ 协助患者功能锻炼 □ 完成护理记录	□ 观察患者一般状况 □ 观察神经系统状况 □ 观察手术切口敷料情况 □ 遵医嘱给药并观察用药后反应 □ 预防并发症护理 □ 进行心理护理及基础护理 □ 协助患者功能锻炼	□ 观察患者一般状况 □ 观察神经系统状况 □ 观察手术切口敷料情况 □ 遵医嘱给药并观察用药后反应 □ 预防并发症护理 □ 进行心理护理及基础护理 □ 协助患者功能锻炼	□ 观察患者一般状况 □ 观察神经系统状况 □ 观察手术切口敷料情况 □ 遵医嘱给药并观察用药后反应 □ 预防并发症护理 □ 进行心理护理及基础护理 □ 协助患者功能锻炼
病情变异记录	□ 无 □ 有， 原因： 1. 2.	□ 无 □ 有， 原因： 1. 2.	□ 无 □ 有， 原因： 1. 2.	□ 无 □ 有， 原因： 1. 2.
护士签名				
医师签名				

时间	住院第 11 日（术后第 7 日）	住院第 12 日（术后第 8 日）	住院第 13 日（术后第 9 日）	住院第 14 日（术后第 10 日）
主要诊疗工作	□ 切口换药、拆线 □ 复查血常规、肝肾功能及血电解质	□ 停用脱水药物 □ 观察神经系统体征变化	□ 神经系统查体，对比手术前后症状、体征变化 □ 汇总术后辅助检查结果 □ 评估手术效果	□ 确定患者可以出院 □ 向患者交代出院注意事项、复查日期 □ 向患者交代进一步的专科放和/或化疗 □ 通知出院处 □ 开出院诊断书 □ 完成出院记录
重点医嘱	长期医嘱： □ 二级护理 □ 普食 临时医嘱： □ 拆线 □ 血常规 □ 肝肾功能及血电解质	长期医嘱： □ 二级护理 □ 普食	长期医嘱： □ 三级护理 □ 普食	临时医嘱： □ 出院通知 □ 出院带药
主要护理工作	□ 观察患者一般状况 □ 观察神经系统状况 □ 观察手术切口敷料情况 □ 遵医嘱给药并观察用药后反应 □ 遵医嘱完成化验检查 □ 预防并发症护理 □ 进行心理护理及基础护理 □ 协助患者功能锻炼	□ 观察患者一般状况 □ 观察神经系统状况 □ 观察手术切口敷料情况 □ 预防并发症护理 □ 进行心理护理及基础护理 □ 协助患者功能锻炼	□ 观察患者一般状况 □ 观察神经系统状况 □ 观察手术切口敷料情况 □ 预防并发症护理 □ 进行心理护理及基础护理 □ 进行出院指导 □ 协助患者功能锻炼	□ 完成出院指导 □ 帮助患者办理出院手续 □ 完成护理记录

时间	住院第 11 日 （术后第 7 日）	住院第 12 日 （术后第 8 日）	住院第 13 日 （术后第 9 日）	住院第 14 日 （术后第 10 日）
病情 变异 记录	□ 无　□ 有， 原因： 1. 2.	□ 无　□ 有， 原因： 1. 2.	□ 无　□ 有， 原因： 1. 2.	□ 无　□ 有， 原因： 1. 2.
护士 签名				
医师 签名				

附录三　功能状态评估(KPS)

体力状态	评估
正常,无症状和体征	100
能进行正常活动,有轻微症状和体征	90
勉强可进行正常活动,有一些症状或体征	80
生活可自理,但不能维持正常生活工作	70
生活能大部分自理,但偶尔需要别人帮助	60
常需要人照料	50
生活不能自理,需要特别照顾和帮助	40
生活严重不能自理	30
病重,需要住院和积极的支持治疗	20
重危,临近死亡	10
死亡	0

附录四 神经肿瘤临床疗效评价（RANO）标准

标准	完全缓解（CR）	部分缓解（PR）	疾病稳定（SD）	疾病进展（PD）
T_1 增强	无	缩小 ≥ 50%	变化在 -50%~+25% 之间	增加 ≥ 25%
T_2/FLAIR	稳定或减小	稳定或减小	稳定或减小	增加
新发病变	无	无	无	有
激素使用	无	稳定或减少	稳定或减少	不适用[①]
临床症状	稳定或改善	稳定或改善	稳定或改善	恶化
需要满足条件	以上全部	以上全部	以上全部	任意一项

注：①表示在出现持续的临床症状恶化时，即为疾病进展，但不能单纯地将激素用量增加作为疾病进展的依据。

附录五　Engel 疗效分级标准

分级	内容
Ⅰ级	无癫痫发作[①]
Ⅱ级	癫痫发作明显减少,几乎无癫痫发作
Ⅲ级	癫痫发作较前改善[②]
Ⅳ级	癫痫发作较前无明显改善

注:①排除术后早期癫痫(术后几周内)。②"较前改善"的判断需要更多定量信息的支持,如癫痫发作减少的频率、认知功能和生活质量。

附录六　高级别脑胶质瘤患者抗癫痫发作药物管理

抗癫痫发作药物	用药注意事项
DPH、CBZ、VPA、OXC	正在接受化疗患者应避免使用或调整剂量
DPH、、CBZ、VPA	伴骨髓抑制患者不宜使用
LEV、TPM、ZON	伴情绪／意识障碍患者不宜使用
OXC、CBZ	伴抗利尿激素分泌失调综合征患者不宜使用
LMT、TPM	起效相对缓慢

注:CBZ. 卡马西平;DPH. 苯妥英;LAC. 拉科酰胺;LEV. 左乙拉西坦;LMT. 拉莫三嗪;OXC. 奥卡西平;PGB. 普瑞巴林;TPM. 托吡酯;VPA. 丙戊酸钠;ZON. 唑尼沙胺。

附录七　患者生活质量调查表

欧洲癌症研究与治疗组织生活质量核心调查问卷第三版
（QLQ-C30 v3.0）

在过去的 1 周内	评分 / 分			
	没有	有点	相当	非常
1. 您从事一些费力的活动有困难，比如说提很重的购物袋或手提箱？	1	2	3	4
2. 长距离行走对您来说有困难吗？	1	2	3	4
3. 户外短距离行走对您来说有困难吗？	1	2	3	4
4. 您白天需要待在床上或椅子上吗？	1	2	3	4
5. 您在吃饭、穿衣、洗澡或上厕所时需要他人帮忙吗？	1	2	3	4
6. 您在工作和日常活动中是否受到限制？	1	2	3	4
7. 您在从事您的爱好或休闲活动时是否受到限制？	1	2	3	4
8. 您有气促吗？	1	2	3	4
9. 您有疼痛吗？	1	2	3	4
10. 您需要休息吗？	1	2	3	4
11. 您睡眠有困难吗？	1	2	3	4
12. 您觉得虚弱吗？	1	2	3	4
13. 您食欲不振（没有胃口）吗？	1	2	3	4
14. 您觉得恶心吗？	1	2	3	4
15. 您有呕吐吗？	1	2	3	4
16. 您有便秘吗？	1	2	3	4

在过去的 1 周内	评分 / 分			
	没有	有点	相当	非常
17. 您有腹泻吗?	1	2	3	4
18. 您觉得累吗?	1	2	3	4
19. 疼痛影响您的日常生活吗?	1	2	3	4
20. 您集中精力做事有困难吗?（如读报纸或看电视）	1	2	3	4
21. 您觉得紧张吗?	1	2	3	4
22. 您觉得忧虑吗?	1	2	3	4
23. 您觉得脾气急躁吗?	1	2	3	4
24. 您觉得压抑(情绪低落)吗?	1	2	3	4
25. 您感到记忆困难吗?	1	2	3	4
26. 您的身体状况或治疗影响您的家庭生活吗?	1	2	3	4
27. 您的身体状况或治疗影响您的社交活动吗?	1	2	3	4
28. 您的身体状况或治疗使您陷入经济困难吗?	1	2	3	4

对下列问题，请在 1~7 之间选出一个最适合您的数字并画圈

29. 您如何评价在过去 1 周内您总的健康情况?

1　2　3　4　5　6　7
非常差　　　　　　　非常好

30. 您如何评价在过去 1 周内您总的生命质量?

1　2　3　4　5　6　7
非常差　　　　　　　非常好

欧洲癌症研究与治疗组织脑肿瘤特异模块（QLQ-BN20）

在过去的 1 周内	没有	有点	相当	非常
1. 您对未来感到不确定吗?	1	2	3	4
2. 您是否因为现在的状况感觉到受挫?	1	2	3	4
3. 您会担心家庭生活被扰乱吗?	1	2	3	4
4. 您觉得头痛吗?	1	2	3	4
5. 您觉得未来会更糟吗?	1	2	3	4
6. 您有复视吗?	1	2	3	4
7. 您觉得看东西模糊不清吗?	1	2	3	4
8. 您会因为视力影响阅读吗?	1	2	3	4
9. 您有癫痫发作吗?	1	2	3	4
10. 您觉得一侧身体乏力吗?	1	2	3	4
11. 您会觉得找不到合适的词语表达意思吗?	1	2	3	4
12. 您觉得说话有困难吗?	1	2	3	4
13. 您觉得交流时有困难吗?	1	2	3	4
14. 您觉得白天嗜睡吗?	1	2	3	4
15. 您觉得协调性有障碍吗?	1	2	3	4
16. 您觉得脱发会造成困扰吗?	1	2	3	4
17. 您觉得皮肤瘙痒会造成困扰吗?	1	2	3	4
18. 您觉得双腿感到无力吗?	1	2	3	4
19. 您觉得双脚站立不稳吗?	1	2	3	4
20. 您觉得控制排尿有障碍吗?	1	2	3	4

附录八 抗癌药物常见毒副反应 WHO 分级标准

毒副反应指标	分级 / 级				
	0	I	II	III	IV
血液系统					
血红蛋白 / $(g \cdot L^{-1})$	≥110	95~109	80~94	65~79	<65
白细胞 / $(\times 10^9 \cdot L^{-1})$	≥4.0	3.0~3.9	2.0~2.9	1.0~1.9	<1.0
粒细胞 / $(\times 10^9 \cdot L^{-1})$	≥2.0	1.5~1.9	1.0~1.4	0.5~0.9	<0.5
血小板 / $(\times 10^9 \cdot L^{-1})$	≥100	75~99	50~74	25~49	<25
出血	无	瘀点	轻度失血	明显失血	严重失血
胃肠道					
胆红素	≤1.25×N	(1.26~2.50)×N	(2.6~5.0)×N	(5.1~10.0)×N	>10×N
谷丙转氨酶	≤1.25×N	(1.26~2.50)×N	(2.6~5.0)×N	(5.1~10.0)×N	>10×N
碱性磷酸酶	≤1.25×N	(1.26~2.50)×N	(2.6~5.0)×N	(5.1~10.0)×N	>10×N
口腔	无异常	红斑、疼痛	红斑、溃疡，可进食	溃疡，只能进流食	不能进食
恶心呕吐	无	恶心	暂时性呕吐	呕吐，需治疗	难控制的呕吐
腹泻	无	短暂(<2 日)	能忍受(>2 日)	不能忍受，需治疗	血性腹泻
肾、膀胱					
尿素氮	≤1.25×N	(1.26~2.50)×N	(2.6~5.0)×N	(5.1~10.0)×N	>10×N
肌酐	≤1.25×N	(1.26~2.50)×N	(2.6~5.0)×N	(5.1~10.0)×N	>10×N
蛋白尿	无	+,<0.3g/100ml	++,+++,0.3~1.0g/100ml	++++,>1.0g/100ml	肾病综合征
血尿	无	镜下血尿	严重血尿	严重血尿，带血块	泌尿道梗阻

续表

毒副反应指标	分级 / 级				
	0	I	II	III	IV
肺	无症状	症状轻微	活动后呼吸困难	休息时呼吸困难	需完全卧床
发热(药物性)	无	<38℃	38-40℃	>40℃	发热伴低血压
过敏	无	水肿	支气管痉挛,不需注射治疗	支气管痉挛,需注射治疗	过敏反应
皮肤	无	红斑	干性脱皮、水疱、瘙痒	湿性皮炎、溃疡	剥脱性皮炎、坏死,需手术
头发	无	轻度脱发	中度、斑状脱发	完全脱发,可再生	脱发,不可再生
感染(特殊部位)	无	轻度感染	中度感染	重度感染	重度感染伴低血压
心脏					
心律	正常	窦性心动过速,休息心率>100次/min	单源性室性期前收缩,房性心律失常	多源性室性期前收缩	室性心律不齐
心功能	正常	无症状,但有异常心脏征象	短暂的心功能不全,但不需治疗	有症状,心功能不全,治疗有效	有症状,心功能不全,治疗无效
心包炎	无	有心包积液,无症状	有症状,但不需抽积液	心脏压塞,需抽积液	心脏压塞,需手术治疗
神经系统					
神志	清醒	短暂时间嗜睡	嗜睡时间不及清醒的50%	嗜睡时间超过清醒的50%	昏迷

续表

毒副反应指标	分级/级				
	0	I	II	III	IV
周围神经	正常	感觉异常或腱反射减退	严重感觉异常或轻度无力	不能忍受的感觉异常或显著运动障碍	瘫痪
便秘	无	轻度	中度	腹胀	腹胀,呕吐
疼痛(非肿瘤引起)	无	轻度	中度	严重	难控制

注:N 表示正常值。